利伐沙班100问

（第2版）

主 编 朱 俊

中华医学电子音像出版社
CHINESE MEDICAL MULTIMEDIA PRESS

北 京

图书在版编目（CIP）数据

利伐沙班100问 / 朱俊主编. —2版. —北京：中华医学电子音像出版社，2022.5

ISBN 978-7-83005-386-4

Ⅰ.①利… Ⅱ.①朱… Ⅲ.①血栓性静脉炎－药物疗法－问题解答 Ⅳ.①R543.605-44

中国版本图书馆CIP数据核字（2022）第076764号

利伐沙班100问（第2版）

LIFASHABAN 100 WEN (DI 2 BAN)

主　　编：	朱　俊
策划编辑：	冯晓冬　史仲静
责任编辑：	宫宇婷
校　　对：	张　娟
责任印刷：	李振坤
出版发行：	中华医学电子音像出版社
通信地址：	北京市西城区东河沿街69号中华医学会610室
邮　　编：	100052
E-Mail：	cma-cmc@cma.org.cn
购书热线：	010-51322677
经　　销：	新华书店
印　　刷：	北京云浩印刷有限责任公司
开　　本：	850mm×1168mm　1/32
印　　张：	3.75
字　　数：	101千字
版　　次：	2022年5月第2版　2022年5月第1次印刷
定　　价：	32.00元

内容提要

　　为了更好地帮助广大临床医务工作者合理、规范地使用利伐沙班，编者针对临床上有关利伐沙班的常见问题，根据相关指南、共识及研究数据，结合临床实际情况，深入浅出地介绍了利伐沙班的适应证、禁忌证、用法用量、药物代谢动力学、监测和检测、临床应用、药物相互作用、出血管理，以及特殊人群、特殊临床情况、临床研究等内容。本书编写力求全面、通俗、易懂，适合广大临床医务工作者阅读参考。

编　委　会

第2版前言

《利伐沙班100问》自2018年出版以来，受到读者的广泛好评。读者反馈本书具有实用性，既可全面了解利伐沙班抗凝治疗的有关信息，又可解决一些临床中遇到的具体问题。

2018年以后，抗凝治疗领域又取得了很多新进展：新的临床试验结果公布，新的适应证获得批准，真实世界应用的数据不断涌现。随着抗凝治疗观念的深入，利伐沙班在我国的应用快速增加，已成为各种血栓栓塞性疾病重要的治疗药物。医师和患者在使用利伐沙班的过程中经验逐渐丰富，但也遇到新的问题。因此，有必要对《利伐沙班100问》进行修订，更新内容，删繁就简，使其更具实用性。

《利伐沙班100问（第2版）》在第1版的基础上进行浓缩和更新，在涉及的治疗领域拓展至利伐沙班的全部适应证，着重于临床可能会面临的常见问题，并根据最新相关指南、共识和研究数据，结合临床实际情况，进行内容的全面更新。

第2版保持了第1版的编写模式，以提高全书的实用性，方便读者查阅为总体原则，尽可能做到内容全面、通俗、易懂。同时，因为相关指南、共识及循证医学证据还在不断变化和更新，读者在学习和参考本书时也请用发展的眼光看待书中的内容。

因各种原因，本书可能还存在不足和疏漏之处，敬请读者批评指正。

朱　俊

2022年3月

第1版前言

心房颤动（简称房颤）是非常常见的心律失常。中国30～85岁居民中房颤的患病率约为0.77%,随着人口老龄化的进程,房颤患者将逐渐增多。房颤是卒中的独立危险因素,就非瓣膜性房颤而言,可使卒中的风险增加5倍,且房颤导致的卒中具有高致死率、高致残率、高复发率的特点,给患者和社会带来沉重负担。抗凝治疗在房颤的卒中预防中占有重要地位,合理应用抗凝药物可显著降低缺血性卒中的发生率。众多权威指南均推荐房颤患者行抗凝治疗。目前,我国房颤患者的抗凝治疗率显著低于西方国家,而传统抗凝药物华法林的临床应用受到限制,主要原因是需要定期监测凝血指标、调整剂量、其与多种食物和（或）药物存在相互作用等。

近10年来,新型口服抗凝药物取得可喜的疗效和安全性临床证据。利伐沙班是非维生素K口服直接Xa因子抑制剂,具有起效迅速、药物代谢动力学和药效学稳定、疗效可预测、无须常规监测凝血功能及无须常规调整剂量等优势,目前已在我国获批3个适应证,其中包括"用于具有一种或多种危险因素（如充血性心力衰竭、高血压、年龄≥75岁、糖尿病、卒中或短暂性脑缺血发作病史）的成年非瓣膜性房颤患者,以降低卒中和全身性栓塞的风险"。为更好地帮助广大临床工作者合理、规范使用利伐沙班,编者针对临床常见的问题,根据相关指南、共识和研究数据,结合临床实际情况,总结出《利伐沙班100问》,以飨读者。

本书主要介绍了利伐沙班的适应证、禁忌证、用法用量、药物代谢动力学、监测和检测、临床使用、药物相互作用、出血管理,以及特殊人群、特殊临床情况、临床研究等内容。为保证内容客观性,编者优选设计严格、结论可靠的临床研究;为保证内容完整,为临床医师提供更加丰富的学术进展,同时纳入正在进行的相关研究。为了解答各级医务人员在实际应用中存在的问题,我们尽量做到深入浅出,给出明确的信息。读者可根据自己的需要,将本书作为系统学习的材料,也可供临床查询。

有关新型口服抗凝药物的研究还在进行中,证据将不断更新。在阅读本书时,请大家关注不断公布的临床试验结果,以及国际和国内指南的更新。本书编写力求全面、通俗、易懂,但因各种原因,可能还存在不足或错误之处,敬请读者批评指正!

朱　俊

2018年5月13日

目　录

第1章

适应证、禁忌证和用法用量

利伐沙班在中国的适应证有哪些?

利伐沙班在中国的适应证如下。

（1）用于择期行髋关节或膝关节置换术的成年患者，以预防静脉血栓栓塞（venous thromboembolism，VTE）发生。

（2）用于治疗成人深静脉血栓形成（deep venous thrombosis，DVT）和（或）肺栓塞（pulmonary embolism，PE），降低初始治疗6个月后深静脉血栓形成和（或）肺栓塞的复发风险。

（3）用于具有一种或多种危险因素（如充血性心力衰竭、高血压、年龄≥75岁、糖尿病、卒中或短暂性脑缺血发作病史）的成年非瓣膜性心房颤动（简称房颤）患者，以降低卒中和体循环栓塞的风险。

（4）利伐沙班与阿司匹林联合给药用于存在缺血事件高风险的慢性冠状动脉疾病（coronary artery disease，CAD）或外周动脉疾病（peripheral arterial disease，PAD）患者，以降低主要心血管事件（心血管死亡、心肌梗死及卒中）的风险。

（5）利伐沙班用于18岁以下且体重在30 kg以上（分为30～50 kg和50 kg以上）的VTE患儿经过初始非口服抗凝治疗至少5天后的VTE治疗和预防VTE复发。

2 **利伐沙班禁用于哪些患者?**

利伐沙班的禁忌证如下。

（1）对利伐沙班或片剂中任何辅料过敏的患者。

（2）有临床明显活动性出血的患者。

（3）具有大出血显著风险的病灶或病情，包括目前或近期患有胃肠道溃疡，存在出血风险较高的恶性肿瘤，近期发生脑部或脊椎损伤，近期接受脑部、脊椎或眼科手术，近期发生颅内出血，存在已知或疑似的食管静脉曲张，存在动静脉畸形、血管动脉瘤或重大脊椎内/脑内血管畸形。

（4）除了从其他治疗转换为利伐沙班或从利伐沙班转换为其他治疗的情况，或给予维持中心静脉或动脉导管所需的普通肝素（unfractionated heparin，UFH）剂量之外，禁止与其他抗凝药物的伴随治疗。

（5）伴有凝血异常和临床相关出血风险的肝病患者，包括达到Child Pugh分级B级和C级的肝硬化患者。

（6）孕妇及哺乳期女性。

3 利伐沙班在不同的适应证中该如何应用？

由于疾病类型、血栓类型、治疗目的不同（预防或治疗），故利伐沙班的给药方案也不同。利伐沙班在不同适应证中的用法用量如下。

（1）预防择期行髋关节或膝关节置换术的成年患者发生静脉血栓栓塞：推荐剂量为口服利伐沙班10 mg，每天1次。如果患者的伤口已止血，首次用药时间应在手术后6～10小时。对于接受髋关节大手术的患者，推荐疗程为35天。对于接受膝关节大手术的患者，推荐疗程为12天。

（2）治疗深静脉血栓形成和（或）肺栓塞，降低深静脉血栓形成和（或）肺栓塞的复发风险（表1-1）：急性深静脉血栓形成和（或）肺栓塞初始治疗的推荐剂量为前3周15 mg，每天2次，口服；初始治疗后的推荐剂量为20 mg，每天1次，口服，每天约在相同的时间给药。由重大一过性危险因素（如近期大手术或创伤）引起深静脉血栓形成和（或）肺栓塞的患者，应考虑行短期治疗（至少3个月）。由重大一过性危险因素之外的其他原因引起深静脉血栓形成和（或）肺栓塞的患者、无诱因的深静脉血栓形成和（或）肺栓塞患者、有复发性深静脉血栓形成和（或）肺栓塞病史的患者，应考虑行较长时间的治疗。

对于完成至少6个月标准抗凝治疗后持续存在深静脉血

栓形成和（或）肺栓塞风险的患者，为降低深静脉血栓形成和（或）肺栓塞的复发风险，推荐继续使用利伐沙班，用法用量为10 mg，每天1次，口服。对于深静脉血栓形成和（或）肺栓塞复发风险高的患者〔如有复杂并发症的患者，或接受利伐沙班（10 mg，每天1次，口服）治疗但出现深静脉血栓形成和（或）肺栓塞复发的患者〕，推荐利伐沙班的用法用量为20 mg，每天1次，口服。

在谨慎评估治疗获益和出血风险后，医师应根据患者的个体情况确定治疗的持续时间和剂量。

表1-1　治疗深静脉血栓形成和（或）肺栓塞，降低深静脉血栓形成和（或）肺栓塞复发风险的给药方案

适应证	给药方案	总日剂量
治疗急性深静脉血栓形成和（或）肺栓塞	初始治疗，第1～21天，15 mg，每天2次，口服	30 mg
	后续治疗，第22天起，20 mg，每天1次，口服	20 mg
降低完成至少6个月标准抗凝治疗后深静脉血栓形成和（或）肺栓塞患者的复发风险	完成至少6个月标准抗凝治疗后，10 mg或20 mg，每天1次，口服	10 mg或20 mg

（3）用于非瓣膜性房颤成年患者，降低卒中和体循环栓塞的风险：利伐沙班的推荐剂量为20 mg，每天1次，口服，该剂量是最大推荐剂量。对于低体重和高龄（年龄＞75岁）患者，医师可根据其具体情况酌情给予15 mg，每天1次，口服。另外，医师应根据患者的肌酐清除率（creatinine clearance rate, Ccr）进行利伐沙班的剂量调整：Ccr 50～80 ml/min，无须调整剂量，

推荐使用20 mg，每天1次，口服；Ccr 30 ～ 49 ml/min，推荐使用15 mg，每天1次，口服；Ccr 15 ～ 29 ml/min，谨慎使用15 mg，每天1次，口服。

（4）治疗冠状动脉疾病或外周动脉疾病：推荐剂量为2.5 mg，每天2次，口服。使用该方案的患者还应每天服用75 ～ 100 mg阿司匹林。

（5）用于18岁以下且体重在30 kg以上静脉血栓栓塞患儿的治疗和预防复发：18岁以下静脉血栓栓塞患儿使用利伐沙班应在接受至少5天初始非口服抗凝治疗后开始。医师应根据患儿的体重计算给药剂量。对于体重在30 ～ 50 kg的静脉血栓栓塞患儿，推荐给予利伐沙班15 mg，每天1次，该剂量为日治疗最大剂量。对于体重＞50 kg的静脉血栓栓塞患儿，推荐给予利伐沙班20 mg，每天1次，该剂量为日治疗最大剂量。医师应定期监测静脉血栓栓塞患儿的体重并复核用药剂量，以确保维持治疗剂量。剂量调整只能根据静脉血栓栓塞患儿的体重变化进行。静脉血栓栓塞患儿应持续接受治疗至少3个月，如果临床需要，可将治疗延长至12个月。临床上，尚无可用数据支持静脉血栓栓塞患儿治疗6个月后降低利伐沙班的用药剂量。医师应根据血栓的复发风险和潜在的出血风险评估静脉血栓栓塞患儿3个月后继续使用利伐沙班的获益－风险比。

第2章

药物代谢动力学

利伐沙班的作用机制、特性是什么？

（1）作用机制：利伐沙班是高度选择性直接Ⅹa因子抑制剂，通过直接抑制Ⅹa因子来抑制凝血酶的生成，最终抑制血栓形成。

（2）特性

1）利伐沙班抑制多种状态的Ⅹa因子，包括游离状态和结合状态的Ⅹa因子。抑制1分子游离Ⅹa因子可抑制约1000分子凝血酶的生成。

2）与凝血酶相比，Ⅹa因子的其他作用更少，故利伐沙班抑制Ⅹa因子带来的抗凝以外的作用更少。此外，利伐沙班虽然可抑制Ⅹa因子，但并不影响已经存在的凝血酶。

3）利伐沙班抑制Ⅹa因子，其治疗窗宽。

⑤ 利伐沙班的药物代谢动力学是怎样的？

（1）吸收：利伐沙班在人体内被迅速吸收，个体服药2～4小时后即可达到药物血浆峰浓度（C_{max}）。

口服利伐沙班几乎完全被人体吸收。无论是在空腹状态下还是饱腹状态下，2.5 mg和10 mg片剂的口服生物利用度（反映所给药物进入人体循环的药量比例，其描述口服药物由胃肠道吸收及经过肝脏到达体循环血液中的药量占口服剂量的百分比）均较高（80%～100%）。进食对利伐沙班2.5 mg和10 mg片剂的曲线下面积（area under the curve，AUC）或C_{max}无影响，故利伐沙班2.5 mg和10 mg片剂可与食物同服，也可以单独服用。患者在空腹条件下服用利伐沙班20 mg片剂后，由于吸收程度较低，故口服生物利用度为66%。利伐沙班20 mg片剂与食物同服后，与空腹服药相比，平均AUC提高39%，提示几乎完全被吸收，有较高的口服生物利用度。因此，利伐沙班15 mg片剂和

20 mg片剂应与食物同服。

（2）分布：利伐沙班与人体血浆蛋白（主要是血清白蛋白）的结合率较高，为92%～95%；分布容积中等，稳态下分布容积约为50 L。

（3）生物转化和清除：①在利伐沙班的用药剂量中约2/3通过代谢降解，其中50%通过肾脏排出，另50%通过粪便排出；其余1/3用药剂量以活性药物原形的形式直接通过肾脏（主要为主动分泌的方式）从尿液排出。②利伐沙班通过细胞色素P450家族成员3A4（recombinant cytochrome P450 3A4，CYP3A4）、细胞色素P450表氧化酶2J2（cytochrome P450 arachidonic acid epoxygenase 2J2，CYP2J2）及非依赖细胞色素P450（cytochrome P450，CYP）机制进行代谢。③患者口服利伐沙班后，药物清除受吸收率的限制。利伐沙班在血浆内清除的终末半衰期年轻人为5～9小时、老年人为11～13小时。

6　利伐沙班主要在胃肠道哪个部位被吸收？

利伐沙班主要在胃内被吸收。当利伐沙班颗粒在近端小肠释放时，其AUC和C_{max}相比于片剂降低29%和56%。当利伐沙班颗粒在远端小肠或升结肠释放时，暴露量进一步降低。因此，医师应避免在患者的胃远端给药，这可能导致吸收率降低及相关药物暴露量降低。

7　利伐沙班会影响肝肾功能吗？

虽然利伐沙班部分经肝肾代谢，但对肝肾功能没有影响。根据利伐沙班在不同领域的临床研究，未发现利伐沙班对肝肾功能有损害的临床证据。

8 肝功能不全对利伐沙班的药物代谢动力学有影响吗？

在轻度肝功能损害（Child Pugh分级A级）的肝硬化患者中，利伐沙班的药物代谢动力学仅发生轻微变化（平均AUC升高1.2倍），与健康对照组相近；在中度肝功能损害（Child Pugh分级B级）的肝硬化患者中，利伐沙班的平均AUC与健康志愿者相比显著升高2.3倍，非结合AUC升高2.6倍；与中度肾功能损害患者相似，中度肝功能损害患者的利伐沙班肾脏清除率降低。目前，尚无重度肝功能损害患者的数据。根据临床资料，不建议Child Pugh分级B级和C级的肝功能不全患者使用利伐沙班。肝功能不全患者的Child Pugh分级评分见表2-1。

表2-1 肝功能不全患者的Child Pugh分级评分

项目	1分	2分	3分
肝性脑病（期）	无	1或2	3或4
腹水	无	轻度	中重度
胆红素（μmol/L）	＜34	34～50	＞50
白蛋白（g/L）	＞35	28～35	＜28
凝血酶原时间（s）	＜4	4～6	≥6

注：5～6分属于A级或轻度肝功能不全，7～9分属于B级或中度肝功能不全，10～15分属于C级或重度肝功能不全

 9 肾功能不全对利伐沙班的药物代谢动力学有影响吗？

$Ccr = [(140 - 年龄) \times 体重（kg）] / [0.814 \times 血浆肌酐（\mu mol/L）]$（计算过程中应注意肌酐的单位，女性计算时需要乘

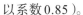

以系数 0.85)。

通过对肌酐清除率的测定发现,利伐沙班血药浓度的增加与肾功能减退相关。利伐沙班的血浆浓度在轻度(Ccr 50 ~ 80 ml/min)、中度(Ccr 30 ~ 49 ml/min)及重度(Ccr 15 ~ 29 ml/min)肾功能损害患者中分别升高 1.4 倍、1.5 倍及 1.6 倍,药效的相应增强更加明显。

与健康受试者相比,利伐沙班在轻度、中度及重度肾功能损害患者中对 X a 因子的总抑制率分别增加 1.5 倍、1.9 倍及 2.0 倍;与之类似,凝血酶原时间分别延长 1.3 倍、2.2 倍及 2.4 倍。目前,尚无 Ccr < 15 ml/min 患者的数据,此类患者不应使用利伐沙班。因此,利伐沙班在某些适应证中的剂量需要根据患者的肾功能进行调整。

10 为何利伐沙班不同适应证或不同情况的给药既有每天 1 次,又有每天 2 次?与利伐沙班的半衰期有无绝对关联?

在不同的疾病中(包括已经在中国获批的适应证和已经取得的研究结果),利伐沙班的给药方案不同,见表 2-2。

表 2-2 利伐沙班在不同适应证中的给药方案及相关临床研究

适应证*	给药方式	相关临床研究
预防静脉血栓栓塞	10 mg,每天 1 次	3 项 II 期临床研究及 RECORD 系列研究
治疗静脉血栓栓塞	15 mg,每天 2 次,3 周;后续 20 mg,每天 1 次,长期	2 项 II 期临床研究及 EINSTEIN-DVT/PE 研究
用于房颤的抗凝治疗,以预防卒中	20 mg,每天 1 次	静脉血栓栓塞的 2 项 II 期临床研究及 ROCKET 研究

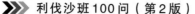

续　表

适应证*	给药方式	相关临床研究
用于冠状动脉疾病、外周动脉疾病，需要与抗血小板药物联合应用，以降低主要心血管事件的风险	2.5 mg，每天1次	1项 II 期临床研究及COMPASS研究

注：*.已经在中国获批的适应证

　　给药方式的确定，主要考虑的因素包括药物代谢动力学、药效学、疗效、安全性及依从性。对于不同的适应证，需要在 II 期临床研究中进行探索，且在 III 期临床研究中进行确证。利伐沙班的给药方式与半衰期没有绝对关联。半衰期是药物代谢动力学的一个特点，但不完全是决定给药方式的唯一因素。

第3章

监测和检测

11 患者在使用利伐沙班时，需要进行常规监测吗？在哪些特殊情况下，患者需要监测凝血指标？对于使用利伐沙班的患者，医师解读凝血指标的检测结果时应注意什么？

患者在使用利伐沙班时，一般无须常规监测凝血指标，原因包括：①利伐沙班的药物代谢动力学可预测，其血药浓度呈剂量依赖性；②利伐沙班的药效学可预测，其对凝血酶原时间的影响随着血药浓度的升高呈线性增加；③利伐沙班多次给药后无蓄积；④利伐沙班与药物、食物之间的相互作用少。

在急诊或某些特殊临床情况下，需要监测凝血指标，以便指导治疗，包括：①发生出血事件、血栓事件或需要急诊手术的患者；②肝肾功能不全、存在潜在药物相互作用或怀疑药物过量的情况；③超重（＞120 kg）和低体重（＜50 kg）患者；④高龄等情况。

凝血指标的检测结果与取血时间有很大关系，如服用利伐沙班3小时的取血结果可能与6小时的取血结果会有很大差异。当医师解读凝血指标的检测结果时，需要考虑利伐沙班的药物代谢动力学特点。因此，在为服用利伐沙班的患者采血时，建议护士或医师在化验申请单上标明"末次服药时间"和"采血时间"，以利于解读检测结果。

解读凝血指标的检测结果时，医师还要注意影响利伐沙班在人体内代谢的因素，包括患者的合并疾病、肝肾功能状态及是否合并使用了影响代谢的药物等。

12 利伐沙班会对哪些凝血指标/参数产生影响？

在患者使用利伐沙班期间，医师可能会观察到国际标准化比值（international normalized ratio，INR）的变化。但INR是针对华法林设计的，仅用于监测华法林的抗凝水平，而不能用于监测其他抗凝药物（包括利伐沙班）的抗凝水平。INR 2.0～3.0是华法林特有的治疗窗，不能用于评估其他药物的疗效和安全性。

另外，在患者使用利伐沙班期间，医师可能还会观察到凝血酶原时间（prothrombin time，PT）、活化部分凝血活酶时间（activated partial thromboplastin time，APTT）、肝素定量（hept-est）延长，Russell稀释蝮蛇蛇毒（dilute-Russell-viper-venom，dRVV）时间、凝血酶原诱导的凝血试验（prothrombin induced coagulation test，PiCT）及凝血酶生成时间（thrombin genera-tion time，TGT）的变化，且这些检测结果有相当大的变异性。其中，Neoplastin Plus法测定PT与利伐沙班血药浓度的相关性较好，呈一定的剂量依赖性，但检测PT的方法不同，其标准值不同。

患者服用利伐沙班10 mg、15 mg、20 mg后，其PT的变化范围见欧盟说明书（表3-1）。

表3-1 欧盟说明书中利伐沙班使用者的凝血酶原时间变化

	治疗深静脉血栓形成和（或）肺栓塞并预防复发（治疗）				预防卒中和体循环栓塞（SPAF）			
	15 mg，每天2次		20 mg，每天1次		20 mg，每天1次		15 mg，每天1次	
	2～4小时*	8～16小时*	2～4小时*	8～16小时*	1～4小时*	16～36小时*	1～4小时*	16～36小时*
凝血酶原时间（秒，Neoplastin Plus法）	17～32	14～24	15～30	13～20	14～40	12～26	10～50	12～26

注：SPAF.房颤的卒中预防研究；*.服用后时间

如果需要了解患者真实的PT情况，建议在利伐沙班血药浓度谷值时（即下一次服药前）采血。PT延长提示出血风险增加，但与药物的相关性尚不明确。

目前，尚没有数据证实凝血指标与出血风险或血栓栓塞风险相关，不能依据凝血指标的检测结果决定利伐沙班的剂量或是否采用利伐沙班治疗。上述凝血指标检测不是利伐沙班所特有，可能会受到其他潜在因素如凝血疾病的影响，故不建议对服用利伐沙班的患者常规进行上述检测。

13 服用利伐沙班后需要测定抗Ⅹa因子的活性吗？

当出现特殊临床情况（见问题11）时，可测定抗Ⅹa因子的活性。

经利伐沙班校准后的抗Ⅹa因子活性试验（发色底物法）可定量检测血药浓度＞30 ng/ml的利伐沙班，测定结果与血药浓度呈线性相关（r: 0.95～1.00），敏感反映峰浓度和谷浓度，能准确预测利伐沙班在人体内的活性。但目前尚未发现抗Ⅹa因子活性与临床事件之间具有直接关系的证据。根据2021年欧洲心律协会（European Heart Rhythm Association，EHRA）发布的相关指南建议，最好不使用抗Ⅹa因子活性来推测利伐沙班的血药浓度，应直接测定血药浓度。

不同适应证预计的血药浓度见表3-2。

表3-2 不同适应证预计的血药浓度

血药浓度	治疗深静脉血栓形成和（或）肺栓塞并预防复发（VTE治疗）	预防卒中和体循环栓塞（SPAF）
给药方案	20 mg，每天1次	20 mg，每天1次
峰浓度（ng/ml）	270*（189～419）	249*（184～343）

续 表

血药浓度	治疗深静脉血栓形成和（或）肺栓塞并预防复发（VTE治疗）	预防卒中和体循环栓塞（SPAF）
谷浓度（ng/ml）	26*（6～87）	44*（12～137）

注：*.平均值（第5～95百分位）；VTE.静脉血栓栓塞；SPAF.房颤的卒中预防研究

14 D-二聚体的临界值是多少？其检测结果升高的患者是否需要应用利伐沙班？

D-二聚体是纤维蛋白复合物溶解时产生的降解产物，一般正常的参考值为500 μg/L（每家医院可能有所不同）。对于年龄＞50岁的患者及肿瘤患者，使用基于年龄校正的D-二聚体临界值（年龄×10 μg/L）可提高其阴性预测值。

D-二聚体可用于急性静脉血栓栓塞的筛查、特殊情况下深静脉血栓形成的诊断、疗效评估及静脉血栓栓塞复发的危险程度评估。

在疑诊深静脉血栓形成和（或）肺栓塞时，对于临床低度可能性患者，若D-二聚体的检测结果为阴性，则排除急性期深静脉血栓形成和（或）肺栓塞；阳性者及处于亚急性期或慢性期的深静脉血栓形成和（或）肺栓塞阴性者需要进一步行影像学检查，并非仅根据D-二聚体的检测结果直接决定是否启动抗凝治疗。

对于已接受抗凝治疗的患者，动态D-二聚体的检测结果可作为延长治疗的重要参考。

第4章

临床应用

15 如何从华法林或其他抗凝药物转换为利伐沙班？如何从利伐沙班转换为华法林或其他抗凝药物？

从华法林或其他抗凝药物转换为利伐沙班的情况见表4-1。

表4-1 从华法林或其他抗凝药物转换为利伐沙班的情况

维生素K拮抗剂（如华法林）	利伐沙班	（1）根据说明书，用于静脉血栓栓塞的治疗：停用维生素K拮抗剂，当INR≤2.5时，开始利伐沙班治疗 （2）根据说明书，用于预防卒中和体循环栓塞：停用维生素K拮抗剂，当INR≤3.0时，开始利伐沙班治疗。《利伐沙班临床应用中国专家建议》对INR进行了细化： ①INR≤2.0，立即开始利伐沙班治疗 ②INR 2.0～2.5，可以立即开始利伐沙班治疗，但最好于次日开始 ③INR＞2.5，连续监测INR到上述范围再开始给药
非口服抗凝药物		（1）普通肝素：停药后，立即开始服用利伐沙班 （2）低分子肝素：下次预定给药时间前0～2小时开始服用利伐沙班
其他非维生素K拮抗剂口服抗凝药物		在下次预定服用其他非维生素K拮抗剂口服抗凝药物时开始利伐沙班治疗，可能导致药物血药浓度升高的情况（如肾功能不全）除外

注：INR.国际标准化比值

从利伐沙班转换为华法林或其他抗凝药物的情况见表4-2。

表4-2 从利伐沙班转换为华法林或其他抗凝药物的情况

利伐沙班	维生素K拮抗剂（如华法林）	华法林与利伐沙班联合使用至INR≥2.0后停用利伐沙班，在转换期的前2天应使用维生素K拮抗剂的标准起始剂量，随后根据INR的监测结果调整维生素K拮抗剂的给药剂量。请注意，医师应在患者停服用利伐沙班24小时后监测INR，以确保可以检测到可靠的INR
	非口服抗凝药物	停用利伐沙班，并在下一次预定给药时给予首剂非口服抗凝药物
	其他非维生素K拮抗剂口服抗凝药物	停用利伐沙班，在下一次预定给药时直接转换，可能导致药物血药浓度升高的情况（如肾功能不全）除外

注：INR.国际标准化比值

16 为什么利伐沙班10 mg可以空腹服用，而利伐沙班15 mg和20 mg需要随餐服用？

在空腹情况下，利伐沙班10 mg几乎完全被吸收，生物利用度高（80%～100%）。进食对利伐沙班10 mg的曲线下面积（AUC）或药物血浆峰浓度（C_{max}）无影响。利伐沙班10 mg可以在空腹状态下或随餐服用。

在空腹情况下，利伐沙班20 mg的吸收程度较低，口服生物利用度仅为66%。与食物同服后，与空腹服药相比，平均AUC提高39%，C_{max}升高76%，提示几乎完全被吸收。利伐沙班与食物随胃蠕动充分混合，能够增加与胃黏膜的充分接触，有利于药物在胃内的吸收；进食使胃排空变慢，且可延长利伐沙班在胃内的滞留，增加其在胃内的吸收。因此，建议利伐沙班15 mg和20 mg随餐服用。

17 胃pH是否会影响利伐沙班的疗效？

利伐沙班的药物代谢动力学并不会因胃pH的改变而受到影响。利伐沙班与奥美拉唑（质子泵抑制剂）联合使用时，未观察到有临床意义的药物代谢动力学或药效学相互作用。

18 利伐沙班可以鼻饲给药或碾碎服用吗？

利伐沙班片剂粉碎后其生物利用度是稳定的，且口服或鼻胃管给药后其生物利用度与整片给药相似，故可鼻饲给药。

具体方法：①将10 mg、15 mg或20 mg利伐沙班片剂压碎后与50 ml水混合制成混悬液，并通过鼻胃管或胃饲管给药。②由于利伐沙班的吸收依赖药物释放的部位，故应避免在胃远端给药。③鼻胃管或胃饲管给药后应当立即通过肠内营养方式给予食物。

19 服用利伐沙班的患者发生剂量错误时应该如何处理？

服用利伐沙班的患者发生剂量错误时的处理措施见表4-3。

表4-3　服用利伐沙班的患者发生剂量错误时的处理措施

剂量错误		处理措施
漏服	每天1次	①漏服≤12小时，补服
		②漏服＞12小时，直接跳过本次剂量，按照医嘱照常每天1次服用
	每天2次（例如，15 mg，每天2次；2.5 mg，每天2次）	①漏服≤6小时，补服
		②漏服＞6小时，直接跳过本次剂量，按照医嘱照常每天2次服用

剂量错误		处理措施
双倍剂量	每天1次	次日正常服用
	每天2次（例如，15 mg，每天2次；2.5 mg，每天2次）	停用下次剂量，然后按照原计划服用
忘记是否服用过	每天1次	①如果血栓风险高（如CHA_2DS_2-VASc评分≥3分），可以考虑在忘记是否服用的时间6～8小时后服用1片，然后按计划的给药方案服用
		②如果血栓风险低（如CHA_2DS_2-VASc评分<3分），建议等到下一次服药的时间服用
	每天2次（例如，15 mg，每天2次；2.5 mg，每天2次）	一般不建议额外加服一次，只需要按正常服用方法服用下一次药物，即间隔12小时后服用

注：CHA_2DS_2-VASc评分是对房颤患者进行卒中危险度的评分，C表示心力衰竭（计1分）；H表示高血压（计1分），A_2表示年龄≥75岁（计2分），D表示糖尿病（计1分），S_2表示血栓栓塞、卒中、短暂性脑缺血发作（计2分），V表示血管疾病（如心肌梗死、外周动脉疾病、主动脉斑块，计1分），A表示年龄在65～74岁（计1分），Sc表示性别分类（女性计1分）

20　利伐沙班用药过量时应该如何处理？

利伐沙班用药过量可能导致出血并发症。如果患者用药过量，在2小时内可以考虑使用活性炭来减少进一步吸收。由于利伐沙班在人体内的吸收程度有限，故给予50 mg或更高剂量后，预期会观察到上限效应，血药浓度不会进一步升高。必要时，用药过量的患者可住院监测或采取紧急措施。由于利伐沙班的血浆蛋白结合率较高，故不宜通过透析清除。当用药过量导致患者发生出血并发症时，可参照问题37进行处理。

21 服用利伐沙班的患者发生呕吐应该如何处理？

当患者稳定时，利伐沙班应按照计划的给药方案给药。利伐沙班与止吐药或缓解恶心症状的药物同时使用不是禁忌。

服用利伐沙班的患者发生呕吐时的处理方案见表4-4。

表4-4 服用利伐沙班的患者发生呕吐时的处理方案

呕吐时间	处理方案
给药2小时后	①无须给予额外剂量 ②患者稳定后按照原方案继续给药
给药2小时内	①呕吐物中发现药片，尽量补服1片 ②不确定呕吐物中是否有药片，下次预定服药时间服用下一个剂量 ③必要时使用止吐药

22 服用利伐沙班的患者氨基转移酶升高的原因是什么？应该如何处理？

经肝脏代谢的所有药物都存在引起氨基转移酶升高的可能性，服用利伐沙班治疗的患者也会发生γ-谷氨酰转移酶（γ-glutamyltransferase，GGT）、氨基转移酶［谷丙转氨酶（glutamic-pyruvic transaminase，GPT）和谷草转氨酶（glutamic-oxaloacetic transaminase，GOT）］升高。罕见的不良反应有血液胆红素升高、结合胆红素升高（伴随或不伴随GPT升高）。

在RECORD系列研究中，利伐沙班组与依诺肝素组GPT升高的发生率［＞3×正常上限（upper normal limit，ULN）］相似。在接受利伐沙班治疗的6000多例患者中，并没有发现药物性肝损害［包括Hy's标准（其是一个判断药物性肝损害发生率和死亡率的标准）病例］。RECORD系列研究的汇总分析显示，依诺肝素组有3.7%的患者GPT水平超过3倍正常值上限，而利伐沙班组为2.5%。

如果考虑氨基转移酶升高可能与药物相关，则可在临床情况允许的前提下停止药物治疗（包括利伐沙班在内），必要时给予保肝治疗，待肝功能改善后再评估是否恢复相关药物治疗。

23　在什么情况下可能需要停用利伐沙班？

非瓣膜性房颤患者使用抗凝药物预防卒中期间，不建议随便停用抗凝药物。利伐沙班与华法林相比，半衰期更短，停药造成的影响要快于华法林。因此，患者在服用利伐沙班时保持良好的依从性十分重要。利伐沙班的说明书提示，提前停用利伐沙班将使血栓栓塞事件风险升高。

抗凝药物通过作用于凝血过程中特定的凝血因子而发挥作用，停用抗凝药物后，经过5个半衰期的消除，其抗凝作用会大幅度减弱，不能继续发挥预防或治疗血栓的作用，只有在必要时才能暂停或停用利伐沙班，包括手术、外伤及严重出血等。

24　是否可以通过透析来清除利伐沙班？

利伐沙班的血浆蛋白结合率为92%～95%，无法通过透析清除。

25　利伐沙班常见的不良反应有哪些？

利伐沙班主要的不良反应为出血。轻微出血包括鼻出血、牙龈出血、瘀斑及月经量增多等；严重出血表现为消化道出血、肉眼血尿等；危及生命的出血有颅内出血等。严重出血的年发生率＜1%。利伐沙班的其他常见不良反应包括恶心、γ-谷氨酰转移酶水平升高及氨基转移酶水平升高。

26　服用利伐沙班的同时是否可以饮酒？

目前，根据药品说明书和已发表的文献资料，未发现利伐沙班与酒精存在相互作用。需要注意的是，通常不推荐酒精与任何药物合用。

27　服用利伐沙班后是否可以驾车或操作机器？

利伐沙班对驾车和机械操作能力的影响很小。有研究曾报道过利伐沙班有晕厥（少见）和头晕（常见）等不良反应，当患者出现这些不良反应时，不宜驾车或操作机器。

28　利伐沙班在髋关节或膝关节置换术的围手术期应该如何给药？

（1）术前：无须摄入利伐沙班。

（2）术后：如果伤口已止血，利伐沙班的首次用药时间应在手术后（即伤口缝合后）6～10小时。在接受脊柱/硬膜外麻醉或穿刺的患者中，利伐沙班末次给药至少18小时后（年轻患者）或26小时后（老年患者）才能取出硬膜外导管，取出导管6小时后才能恢复利伐沙班给药。如果患者进行了创伤性穿刺，利伐沙班的给药时间需要延迟24小时。

对于深静脉血栓形成和（或）肺栓塞的治疗，利伐沙班需要像华法林一样先用低分子肝素后桥接吗？

对于深静脉血栓形成和（或）肺栓塞的治疗，利伐沙班不需要像华法林一样先用低分子肝素（low molecular weight heparin，LMWH）后桥接。

华法林起效很慢，且使用初期有一过性高凝状态。因此，急性深静脉血栓形成患者未经低分子肝素桥接直接使用华法林治疗有血栓加重的风险。普通肝素（unfractionated heparin，UFH）和低分子肝素分别通过静脉注射给药和皮下注射给药，血药浓度达到峰值速度快，故在2～4小时即可起效。早期使用普通肝素或低分子肝素可弥补华法林起效慢、使用初期有一过性高凝状态的问题。而利伐沙班吸收迅速，患者服药2～4小时即可达到C_{max}，与低分子肝素的起效时间相当。根据EINSTEIN DVT/PE研究，直接启动口服单药利伐沙班治疗急性深静脉血栓形成和（或）肺栓塞，与低分子肝素＋华法林相比，疗效和安全性相当。

30 中国的非瓣膜性房颤患者是否需要降低利伐沙班的使用剂量？

中国国家药品监督管理局批准的利伐沙班用于非瓣膜性房颤患者卒中和体循环栓塞的预防剂量为20 mg［特定患者（如低体重和高龄患者）可减量至15 mg，见问题3］，而支持利伐沙班降低推荐剂量至15 mg或10 mg的证据不足。

ROCKET AF研究显示，全球受试者［肌酐清除率（Ccr）＞50 ml/min］服用利伐沙班的剂量为20 mg，每天1次，Ccr 30～50 ml/min的患者使用利伐沙班的剂量为15 mg，每天1次。中国有受试者参与了ROCKET AF研究，且中国受试者利伐沙班的服用剂量与全球受试者保持一致。中国亚组在疗效和安全性方面的数据与全球整体试验也一致。因此，中国的非瓣膜性房颤患者应该按照中国国家药品监督管理局批准的剂量服用利伐沙班。

一项来自中国台湾的回顾性分析显示，在非中度肾功能不全、非瓣膜性房颤患者中，利伐沙班10 mg，每天1次用于 Ccr＞50 ml/min 的患者，与推荐剂量相比，未减少颅内出血的风险，但可显著增加缺血性卒中的风险。除此之外，还有其他若干真实世界研究也有类似的结果，整体倾向于不支持更低剂量的利伐沙班用于正常或轻度肾功能不全的房颤患者。

综上所述，中国的非瓣膜性房颤患者不应该降低利伐沙班的使用剂量。

31 对慢性冠状动脉疾病或外周动脉疾病进行心血管事件二级预防治疗时，阿司匹林能否替换为氯吡格雷或替格瑞洛与利伐沙班（2.5 mg，每天2次）联合使用？

没有证据支持将阿司匹林替换为氯吡格雷或替格瑞洛与利伐沙班（2.5 mg，每天2次）联合使用。根据目前利伐沙班应用于慢性冠状动脉疾病或外周动脉疾病的临床研究（COM-PASS研究和VOYAGER PAD研究），用药方案均为利伐沙班（2.5 mg，每天2次）＋阿司匹林（100 mg，每天1次）。

第5章

药物相互作用

利伐沙班与哪些药物存在显著的相互作用，不推荐联合使用？

不推荐与利伐沙班联合使用的药物见表5-1。

表5-1　不推荐与利伐沙班联合使用的药物

不推荐与利伐沙班联合使用的药物	CYP3A4和P-gp强抑制剂，可显著抑制利伐沙班的代谢，并增加血浆浓度： ①全身应用的吡咯类抗真菌药物，如酮康唑、伊曲康唑、伏立康唑、泊沙康唑 ②HIV蛋白酶抑制剂，如利托那韦 ③抗心律失常药物，如决奈达隆* CYP3A4强诱导剂，显著促进利伐沙班的代谢，并降低血浆浓度，如利福平、苯妥英钠、卡马西平、苯巴比妥、圣约翰草（金丝桃）等 其他抗凝药物

注：CYP3A4.细胞色素P450家族成员3A4；P-gp.P糖蛋白；HIV.人类免疫缺陷病毒；*.《决奈达隆临床应用的中国专家建议》（2021）推荐利伐沙班与决奈达隆联用时宜采用较低剂量

33 可以与利伐沙班联合使用的药物有哪些？

可以或谨慎与利伐沙班联合使用的药物见表5-2。

表5-2　可以或谨慎与利伐沙班联合使用的药物

可以与利伐沙班联合使用的药物	①大环内酯类抗生素，如克拉霉素、红霉素 ②氟康唑 ③其他常用药物，如咪达唑仑（CYP3A4底物）、地高辛（P-gp底物）、阿托伐他汀（CYP3A4和P-gp底物）、奥美拉唑（质子泵抑制剂）、雷尼替丁（H₂受体拮抗剂）、胺碘酮、维拉帕米
谨慎与利伐沙班联合使用的药物	①非甾体抗炎药，如萘普生 ②抗血小板药物，如氯吡格雷、阿司匹林

注：CYP3A4.细胞色素P450家族成员3A4；P-gp.P糖蛋白

34 使用利伐沙班的房颤患者是否可以联合使用抗血小板药物？

虽然阿司匹林和氯吡格雷对利伐沙班的药物代谢动力学和药效学无显著影响，但利伐沙班与抗血小板药物联合使用会增加出血风险。

特殊情况下，利伐沙班与抗血小板药物可以联合使用。例如，房颤患者行经皮冠状动脉介入治疗（percutaneous coronary intervention，PCI），利伐沙班15 mg可以与氯吡格雷75 mg联合使用。目前，没有利伐沙班与替格瑞洛或其他P2Y12受体拮抗剂同时使用的强有力证据。

利伐沙班20 mg/15 mg与双联抗血小板药物联合使用应十分谨慎。

若利伐沙班与抗血小板药物联合使用，医师应根据患者的具体情况个体化处理：①如果使用双联抗血小板药物［包括阿司匹林联合氯吡格雷或其他噻吩吡啶类药物（如噻氯匹定、普拉格雷、替格瑞洛）］，利伐沙班应减量。②加强患者管理，尽量减少出血的风险因素。③加强随访，注意观察出血。④一旦出血，及时就诊。

35 利伐沙班可以与抗纤维蛋白溶解药物氨甲环酸同时使用吗？

目前，临床将氨甲环酸用于使用利伐沙班的患者的经验有限。

2019年，《中国骨科手术加速康复围手术期氨甲环酸与抗凝血药应用的专家共识》指出，骨科手术患者在围手术期应更好地应用抗纤维蛋白溶解药物和抗凝药物，达到止血与抗凝的平衡，保障医疗安全。行髋关节或膝关节置换术的患者在围手术期加速康复中应用氨甲环酸后：①术后6～8小时或出血停止者，开始应用抗凝药物；②术后8小时仍有出血倾向者，抗凝药物可延迟至术后12小时使用；③个别患者术后12小时仍有出血，抗凝药物可延迟至术后24小时使用；④一般抗凝药物应用10～14天，个别患者在术后静脉血栓栓塞风险仍较高，可延长使用抗凝药物至15～35天。

第6章

出血管理

36 在利伐沙班的研究中，哪种出血类型常见？

接受利伐沙班长期治疗的患者较多出现黏膜出血（鼻出血11.4%、血尿4.16%）。除进行充分的临床观察外，对血红蛋白/血细胞比容的实验室检查结果做出恰当判断，有助于发现隐匿性出血。用于房颤的抗凝治疗时，利伐沙班较维生素K拮抗剂显著降低重要器官的出血风险（31%）、颅内出血风险（33%）及致死性出血风险（50%），但利伐沙班有一定的消化道出血发生率。

37 服用利伐沙班的患者发生出血时应该如何处理？

如果服用利伐沙班的患者发生出血，医师应根据出血的严重程度及部位进行个体化处理。医师应询问患者利伐沙班的末次服用时间，采血检测肌酐清除率（Ccr）、血红蛋白及白细胞，并叮嘱检验科进行快速凝血检测。

（1）"滋扰性"出血（如皮肤瘀斑、刷牙时的少量出血等）：不产生危害，无须停药，继续观察，鼓励患者继续进行抗凝治疗。

（2）轻度或局部出血：首先应延迟或暂停给药，进行局部压迫止血。

（3）中重度出血：停用利伐沙班；若距离服药时间很短，可给予活性炭或洗胃，减少药物吸收；进行局部压迫，根据具体情况评估是否需要采取手术止血，必要时给予补液、输新鲜冷冻血浆及血小板。

（4）危及生命的出血：停用利伐沙班；若有必要，应手术止血，同时给予补液、输血、血流动力学等支持治疗，并积极给予凝血酶原复合物（prothrombin complex，PCC）、新鲜冷冻血浆等止血。以下措施作为参考：PCC 50 U/kg（最大日剂量）、重组活化凝血因子Ⅶ（rFⅦa）90 μg/kg。

38 利伐沙班的拮抗剂有哪些？

利伐沙班的非特异性拮抗剂为PCC。目前的文献资料显示，PCC能有效逆转服用非维生素K拮抗剂口服抗凝药物所致的大出血，有效止血率达70%～80%，30天内栓塞的发生率低。致命性出血患者在需要立即采取止血支持治疗时，尤其是在无特异性逆转剂或费用太高的情况下，可以考虑应用PCC。

Ⅹa因子抑制剂的特异性逆转剂为andexanet alfa（结构改良的Ⅹa因子）。其可快速、持续逆转利伐沙班的抗凝活性，减少出血量，同时未显示出临床毒性作用。评估andexanet alfa用于Ⅹa因子抑制剂疗效和安全性的Ⅲb/Ⅳ期临床研究（ANNEXA-4）的结果显示，静脉输注andexanet alfa后，100例服用利伐沙班患者的抗Ⅹa因子活性显著降低92%。此外，99例服用利伐沙班的患者可以评估止血效果，其中79例（80%）被判定为在12小时具有非常好或良好的止血效果。目前，andexanet alfa已被美国和欧盟获批上市，但在我国还没有被批准使用。

39 服用利伐沙班的患者若出现消化道出血或尿血，应该进行哪方面的检查？

患者在服用利伐沙班期间一旦发生消化道出血或尿血，医师应按照消化内科和外科的出血处理原则进行相应处理。待患者恢复后，医师应积极寻找导致出血的原因，除了抗凝药物，更需要关注可能导致出血的潜在疾病，如消化道疾病和泌尿生殖系统疾病。

COMPASS研究中消化道出血和泌尿生殖系统出血患者的分析显示，消化道出血患者与无消化道出血患者相比，新发消化道肿瘤的诊断率升高12.9倍；泌尿生殖系统出血患者与无泌尿生殖系统出血患者相比，新发泌尿生殖系统肿瘤的诊断率升高

83.4倍。

因此，如果患者在服用利伐沙班期间发生消化道出血或泌尿生殖系统出血，建议尽早进行相应部位肿瘤的筛查。

第7章

特殊人群

40 高龄（年龄≥75岁）的房颤患者应该如何使用利伐沙班？

对于高龄（年龄≥75岁）房颤患者，利伐沙班的给药剂量需要依据出血风险、肾功能及全身状态决定，多数情况下无须调整给药剂量。利伐沙班的推荐剂量：一般老年患者可考虑20 mg，每天1次；建议年龄≥75岁、出血风险较高、中度肾功能不全的患者使用15 mg，每天1次；禁用于肌酐清除率（Ccr）＜15 ml/min的患者。患者在用药过程中，医师应定期监测其肾功能，并根据肾功能的变化及时调整给药剂量。目前，没有高龄（年龄≥75岁）房颤患者使用利伐沙班每天10 mg的疗效和安全性证据。

41 乳糖不耐受患者是否可以使用利伐沙班？

利伐沙班片剂内含有乳糖。有罕见的遗传性半乳糖不耐受、总乳糖酶缺乏或葡萄糖-半乳糖吸收不良的患者不能服用该药物。

42 育龄期、妊娠期和分娩及哺乳期女性是否可以使用利伐沙班？

育龄期、妊娠期和分娩及哺乳期女性使用利伐沙班的建议见表7-1。

表7-1 育龄期、妊娠期和分娩及哺乳期女性使用利伐沙班的建议

女性状态	建议
育龄期	①需要进行抗凝治疗的育龄期女性必须咨询医师 ②育龄期女性在接受利伐沙班治疗期间应避孕
妊娠期和分娩	禁用利伐沙班
哺乳期	①若不停止哺乳，禁用利伐沙班 ②必须决定是停止哺乳还是停止使用利伐沙班

43 利伐沙班对患者的生育力（如男性的精子活动度）是否有影响？

目前，尚未有学者在人体内进行过评估利伐沙班对生育力影响的研究。在雄性大鼠和雌性大鼠生育力的研究中，未观察到利伐沙班对生育力产生任何不利影响。

44 患者在服用利伐沙班期间如果需要进行透析是否应停药？

需要进行透析的患者肾功能严重受损，这可能导致利伐沙班的血浆浓度升高，从而使出血风险增加，且利伐沙班无法通过透析清除。因此，不推荐终末期慢性肾病或透析患者使用利伐沙班。如果患者的Ccr能恢复到15 ml/min以上，医师则应重新评估是否给予利伐沙班。但目前也有在透析患者中使用小剂量利伐沙班治疗的报道，建议如果患者需要使用利伐沙班，应密切观察是否出现出血。

45 对于行抗凝治疗的不同体重成人患者，利伐沙班应该如何使用？

利伐沙班用于不同体重成人患者的建议见表7-2。

表7-2 利伐沙班用于不同体重成人患者的建议

成人患者的体重状态	建议
正常体重（50～120 kg）	无须根据体重调整剂量
低体重（≤50 kg）	医师可根据患者的具体情况酌情使用15 mg，每天1次
超重（≥120 kg）	无须根据体重调整剂量

如果低体重和极低体重成人患者必须使用利伐沙班，可考虑通过测定药物谷浓度来评估药物的累积剂量。但在谷浓度超过预期范围时，没有相关证据推荐可以进一步减少剂量。

46 血小板减少的患者可以服用利伐沙班吗？

血小板减少提示出血风险增加。一般认为，血小板计数低于 $50 \times 10^9/L$ 的患者应慎用利伐沙班，血小板计数低于 $20 \times 10^9/L$ 的患者不推荐使用利伐沙班。

47 对于肝功能异常的患者，利伐沙班应该如何使用？

患者发生肝功能急性损伤时，原则上应避免使用抗凝药物，待肝功能恢复后再使用。慢性肝病患者，特别是肝硬化患者，应进行Child Pugh分级，然后确定是否可以使用利伐沙班。

肝功能异常患者使用利伐沙班的建议见表7-3。

表7-3　肝功能异常患者使用利伐沙班的建议

肝功能的损害程度	建议
轻度肝功能损害（Child Pugh分级A级）的肝硬化患者	无须调整剂量
伴有凝血异常和临床相关出血风险的肝病患者，包括肝硬化患者（Child Pugh分级B级和C级）	禁用
在其他肝脏疾病患者中，这些肝脏疾病与凝血异常和临床相关出血风险无关	无须调整剂量

48 对于肾功能不全的患者，利伐沙班应该如何使用？

利伐沙班约1/3经肾脏清除，肾功能不全可能导致利伐沙班的血浆浓度升高，进而导致出血风险增加。因此，对于不同的肾功能不全患者，医师需要进行剂量调整。

肾功能不全患者使用利伐沙班的建议见表7-4。

表7-4 肾功能不全患者使用利伐沙班的建议

肾功能不全的程度	建议
轻度肾功能不全[*] （Ccr 50～80 ml/min）	①预防髋关节或膝关节置换术后发生静脉血栓栓塞：10 mg，每天1次 ②治疗深静脉血栓形成和（或）肺栓塞，降低复发风险：前3周，15 mg，每天2次；3周后，20 mg，每天1次 ③房颤的卒中预防：20 mg，每天1次 ④冠状动脉疾病或外周动脉疾病：2.5 mg，每天2次
中度肾功能不全[**] （Ccr 30～49 ml/min）	①预防髋关节或膝关节置换术后发生静脉血栓栓塞：10 mg，每天1次 ②治疗深静脉血栓形成和（或）肺栓塞，降低复发风险，前3周，15 mg，每天2次；3周后，20 mg，每天1次，若出血风险超过深静脉血栓形成和（或）肺栓塞的复发风险，则改为15 mg，每天1次 ③房颤的卒中预防：15 mg，每天1次 ④冠状动脉疾病或外周动脉疾病：2.5 mg，每天2次
重度肾功能不全[**] （Ccr 15～29 ml/min）	①预防髋关节或膝关节置换术后发生静脉血栓栓塞：避免使用 ②治疗深静脉血栓形成和（或）肺栓塞，降低复发风险：避免使用 ③房颤的卒中预防：15 mg，每天1次，谨慎使用 ④冠状动脉疾病或外周动脉疾病：2.5 mg，每天2次，谨慎使用

续　表

肾功能不全的程度	建议
肾衰竭 （Ccr＜15 ml/min）	禁用利伐沙班；对于已用药患者，如果肾功能恶化至Ccr＜15 ml/min，应停药

注：*.建议每年复查肾功能；**.复查间隔月数＝Ccr÷10

49 对于虚弱和易跌倒的房颤患者，利伐沙班应该如何使用？

（1）虚弱：随着年龄的增长，虚弱和虚弱前状态很常见，目前专家一致主张对所有老年虚弱患者进行全面的老年医学评估。由于虚弱和体重减轻与肾功能恶化风险相关，故医师需要对患者进行体重测量，并定期监测其肾功能，以确保使用利伐沙班的安全剂量。在严重虚弱或预期生存期有限的情况下，口服抗凝药物可能没有益处。

（2）易跌倒：75岁以上在社区居住的老年人所有原因跌倒和非意外跌倒的年发生率分别高达25%和8%。跌倒率在多重用药者和养老机构照顾者中较高。由于存在颅内出血风险，跌倒通常被认为是抗凝药物的禁忌证。1999年发表的马尔可夫决策分析模型表明，患者跌倒295次才会使硬膜下血肿的风险超过维生素K拮抗剂抗凝的获益。这些纵览的计算具有明显的局限性，并不能确定它们是否适用于所有情况。尽管如此，考虑到与维生素K拮抗剂相比非维生素K拮抗剂口服抗凝药物颅内出血的风险更低，如果使用非维生素K拮抗剂口服抗凝药物，这个"需要跌倒的次数"甚至会更多。

跌倒本身不是使用非维生素K拮抗剂口服抗凝药物的禁忌证，但应采取预防措施并评估可改变的出血风险因素（其中很重要的是合并使用抗血小板药物）。此外，应向所有患者提供有关跌倒的专业评估和进行干预的转诊服务，从而进一步降低跌倒的风险。

第8章

特殊临床情况

50 服用利伐沙班的患者在手术前应何时停药？

对于术前何时停用利伐沙班，医师应同时考虑患者的临床特征（肾功能、年龄、出血史及伴随治疗）和手术出血风险因素。不同Ccr患者择期手术前利伐沙班的末次服药时间见表8-1。

表8-1 不同Ccr患者择期手术前利伐沙班的末次服药时间

Ccr（ml/min）	利伐沙班末次服药时间（小时）	
	低出血风险手术	高出血风险手术
≥80	≥24	≥48
50～80	≥24	≥48
30～50	≥24	≥48
15～30	≥36	≥48
<15	无正式适应证	无正式适应证

注：不需要在围手术期使用低分子肝素或肝素桥接；最小风险操作为在谷浓度时进行手术（即末次服药后12小时或24小时）；在充分止血后当日或最晚次日恢复抗凝治疗。Ccr.肌酐清除率

择期手术的出血风险分类如下。

（1）轻微出血风险的手术（出血不常见和临床影响小）：拔牙（1～3颗牙齿）、牙周手术、种植体定位、龈下刮除/清洁，青光眼或白内障手术，浅表手术（如脓肿切开引流、小的皮肤科切除手术及皮肤活检等），起搏器或埋藏式心脏复律除颤器（implant-able cardiovertor-defibrillater，ICD）植入术（复杂操作除外），电生理检查或导管消融（复杂操作除外），常规的择期冠状动脉介入/外周动脉介入（复杂操作除外），以及肌内注射（如疫苗接种）。

（2）低出血风险的手术（不常见或无严重临床影响）：复杂牙科手术，内镜简单活检，电生理检查或室上性心动过速的右侧射频导管消融。

（3）高出血风险的手术［出血常见和（或）临床影响大］：心脏外科手术，外周动脉血供重建术（如主动脉瘤修复、血管搭桥等），复杂的侵入性心脏介入治疗（包括导线拔除、心外膜室性心动过速消融、慢性完全闭塞病变的经皮冠状动脉介入治疗等），神经外科手术，腰椎或硬膜外麻醉，诊断性腰椎穿刺，复杂的内镜操作［如多处/大息肉切除术、内镜逆行胰胆管造影术（endoscopic retrograde cholangio pancreatography，ERCP）＋括约肌切开术等］，腹部手术（包括肝脏活检），胸部手术，大型泌尿外科手术/活检（包括肾脏），体外冲击波碎石术，以及大型骨科手术。

51　服用利伐沙班的患者在手术前需要使用低分子肝素桥接吗？

一般情况下不推荐服用利伐沙班的患者使用低分子肝素（LMWH）或普通肝素（UFH）进行术前桥接，因为利伐沙班的抗凝作用具备可预测的减弱程度，医师可以在术前根据患者的具体情况短期暂停利伐沙班治疗。目前，相关文献资料显示，服用非维生素K拮抗剂口服抗凝药物的患者在停止非维生素K拮抗剂口服抗凝药物治疗期间使用LMWH或UFH桥接与大出血风险显著升高相关。

根据既往使用华法林的经验，医师可以考虑桥接的极少数情况包括患者准备接受具有高出血风险的紧急手术，但近期（≤3个月）发生过血栓栓塞事件（包括卒中、体循环栓塞或静脉血栓/肺栓塞），或在之前正确中断非维生素K拮抗剂口服抗凝药物治疗期间发生过血栓栓塞事件。在这些情况下，除了按"计划时间"中断非维生素K拮抗剂口服抗凝药物治疗外，还可以根据多学科团队的建议，对患者进行评估后在手术前后改用UFH。另外，围手术期需要禁食的患者在禁食期间可以使用胃肠外的LMWH或UFH来代替利伐沙班。

52 服用利伐沙班的患者在手术后应何时重启利伐沙班治疗？

择期手术、急诊手术或有创操作后重启利伐沙班治疗的推荐如下。

（1）预防髋关节或膝关节置换术后发生静脉血栓栓塞：若患者临床情况稳定且止血充分，医师应在其术后6～10小时恢复利伐沙班给药。

（2）治疗深静脉血栓形成和（或）肺栓塞，降低复发风险：若患者临床情况稳定且止血充分，医师应在其术后6～10小时恢复利伐沙班给药。

（3）房颤的卒中预防：若患者临床情况稳定且止血充分，医师可在其术后8～12小时恢复利伐沙班给药。

（4）冠状动脉疾病或外周动脉疾病：若患者临床情况稳定且止血充分，医师可在其术后数小时恢复利伐沙班给药。

术后重启利伐沙班治疗时，不需要给予其他抗凝药物进行桥接。

53 利伐沙班可否改善肝素诱导的血小板减少症？

（1）小样本研究和病例报道显示，在确诊血小板减少症（thrombocytopenia，HIT）的人群中，利伐沙班可缓解血小板计数降低，同时血栓事件/大出血事件的发生风险也较低。

（2）《肝素诱导的血小板减少症中国专家共识（2017）》《中国血栓性疾病防治指南》推荐，利伐沙班可作为治疗疑似或确诊HIT患者的替代抗凝药物。

（3）临床中利伐沙班能否用于HIT患者，还需要医师根据患者的抗凝指征、个体情况进行获益和风险的综合评估。

目前，利伐沙班并未获批用于治疗HIT。

54 服用利伐沙班的患者发生血栓性事件（如 ST 段抬高型心肌梗死、肺栓塞及脑血管栓塞）后能否进行溶栓治疗？

目前，尚无溶栓药物用于行利伐沙班治疗患者的相关数据，但患者在服药期间不应进行溶栓治疗，除非利伐沙班已经清除（5 个半衰期后）。在 ROCKET AF 研究中，受试者在随机入组前 10 天内使用过纤维蛋白溶解药物为一项排除标准。

与其他抗栓药物一样，医师需要根据相关指南的建议、患者的个体风险情况及临床事件的严重程度来制订患者个体化治疗方案。如果尚不明确患者是否已经接受利伐沙班治疗，同时需要对药物的暴露量进行评估，一些实验室检测可为临床评估提供有价值的信息支持。

目前，尚不明确使用 Xa 因子抑制剂逆转剂（andexanet alfa）后溶栓的安全性和有效性如何。

55 接受骨折手术的患者可以通过利伐沙班来预防静脉血栓栓塞吗？

2020 年发表的 Pronomos 研究是一项国际、多中心、平行、随机、双盲对照的 Ⅲ 期骨科非大手术（包括踝关节骨折、胫骨骨折、髌骨骨折及股骨骨折等）试验，纳入 10 个国家、200 家医疗中心的 3604 例患者，结果显示，利伐沙班（10 mg，每天 1 次）在预防静脉血栓栓塞方面优于依诺肝素（0.2% *vs.* 1.1%，*RR* 0.25，95%*CI* 0.09～0.75，非劣效性 *P*＜0.001，优效性 *P*＝0.01），且不增加大出血风险。此外，还有部分小样本临床研究评估了利伐沙班在这类患者中预防静脉血栓栓塞的疗效和安全性。但目前利伐沙班尚无此适应证，故不推荐在此类患者中应用利伐沙班。

56 置入下腔静脉滤器的深静脉血栓形成患者能否使用利伐沙班，应该如何使用？

采用下腔静脉滤器替代抗凝治疗的急性近端深静脉血栓形成患者如果出血风险已消除，建议采用常规的抗凝治疗。抗凝治疗的具体时间应根据目前我国相关指南的建议视滤器的应用目的来确定：①如果放置滤器的目的是为临时提供保障，可以不行或单次行抗凝治疗。②如果静脉血栓栓塞及其发生原因在短期内可消除，可以短期行抗凝治疗。③如果静脉血栓栓塞的发生原因不明或短期内无法消除，抗凝治疗应至少维持＞6个月。④如果患者持续处于高凝状态，且造成静脉血栓栓塞的原因难以消除，应长期甚至终身行抗凝治疗。

深静脉血栓形成患者置入下腔静脉滤器后使用利伐沙班应与使用其他抗凝药物一样，利伐沙班的应用与滤器本身无直接关系。

对于已接受治疗剂量抗凝治疗的急性深静脉血栓形成和（或）肺栓塞且没有出血并发症、再发肺栓塞的患者，不推荐放置下腔静脉滤器。

57 接受溶栓、手术取栓及腔内吸栓的急性静脉血栓栓塞患者能否使用利伐沙班，应该如何使用？

在急性静脉血栓溶栓、手术取栓或腔内吸栓的手术中，不推荐使用利伐沙班。考虑利伐沙班起效快，医师在手术或其他干预后，一旦确定患者已充分止血，应立即开始使用利伐沙班。如果患者在手术干预期间或之后无法服用口服药物，可考虑给予非口服抗凝药物。

对于接受血栓去除操作（包括导管、全身溶栓和手术取栓）的急性深静脉血栓形成和（或）肺栓塞患者，其抗凝强度及疗程与未进行血栓去除的患者相同。

2018年版《肺血栓栓塞症诊治与预防指南》推荐，溶栓治疗结束后，患者应每2～4小时测定1次活化部分凝血活酶时间（APTT），当其小于正常值的2倍，应重新开始规范的抗凝治疗。考虑溶栓相关的出血风险，患者在溶栓治疗结束后可先用UFH抗凝，然后再切换到LMWH、磺达肝癸钠或利伐沙班等，这样更安全。

58　利伐沙班能否用于导管相关血栓患者？

利伐沙班没有针对导管相关血栓的预防或治疗适应证，但临床上有对已发生导管相关血栓使用利伐沙班的经验。

59　利伐沙班能否用于抗磷脂抗体综合征患者？

抗磷脂抗体综合征（antiphospholipid syndrome，APS）是一种非炎症性自身免疫性疾病，患者的血栓风险升高，需要终身行抗凝治疗。小样本研究显示，在APS患者中，利伐沙班的疗效劣于华法林，非维生素K拮抗剂口服抗凝药物在这部分患者中尚缺乏证据。现行指南不推荐APS患者使用利伐沙班或其他非维生素K拮抗剂口服抗凝药物。医师需要根据患者的个体情况选择低剂量阿司匹林或维生素K拮抗剂进行抗凝治疗。

60　利伐沙班能否用于慢性血栓栓塞性肺动脉高压患者？

慢性血栓栓塞性肺动脉高压（chronic thromboembolic pulmonary hypertension，CTEPH）不是利伐沙班在中国获批的适应证。

CTEPH的治疗包括基础治疗、手术治疗、药物治疗及介入治疗。其中，基础治疗包括长期抗凝治疗，以预防静脉血栓栓塞复发和肺动脉原位血栓形成，预防栓塞病变进一步加重。对于CTEPH患者，相关指南推荐其终身行抗凝治疗，抗凝药物通常选择华法林。目前，尚缺乏直接口服抗凝药物在CTEPH中的大型随机临床研究，但2018年版《肺血栓栓塞症诊治与预防指南》指出，基于急性肺血栓栓塞症的治疗证据，直接口服抗凝药物可考虑应用于CTEPH患者的长期治疗。

 61 房颤患者拟行药物复律或电复律，应该如何使用利伐沙班？

（1）复律前：①对于接受药物复律或电复律且房颤持续＞48小时（或持续时间不详）的患者，无论$CHA_2DS_2\text{-}VASc$评分是多少，需要在复律前给予利伐沙班抗凝治疗至少3周。如果患者需要早期复律，则医师应在其复律前给予经食管超声心动图检查以确认是否存在左心房血栓。若无左心房血栓，患者可在服用利伐沙班的基础上进行早期复律；若仍存在左心房血栓，则患者应延长抗凝治疗时间并推迟复律。②对于房颤发作≤48小时的患者，若卒中和血栓栓塞风险高［$CHA_2DS_2\text{-}VASc$评分≥2分（男性）或≥3分（女性）］，应按照上述＞48小时的原则处理；对于非高风险者，目前尚无数据支持，可考虑在患者服用利伐沙班后直接复律。

（2）复律后：患者在复律后应继续口服利伐沙班治疗。复律后的长期管理取决于患者的$CHA_2DS_2\text{-}VASc$评分。无论复律"成功"与否，$CHA_2DS_2\text{-}VASc$评分≥2分（男性）或≥3分（女性）是长期抗凝的Ⅰ类推荐。对于房颤持续≥48小时且$CHA_2DS_2\text{-}VASc$评分低（男性0分，女性1分）的患者，复律后需要继续进行4周的抗凝治疗。目前，尚不明确房颤持续时间更短（特别是＜12小时）的患者在复律后需要多长时间的抗凝治疗（如果进行抗凝治疗）。

62 房颤患者拟行射频消融，应该如何使用利伐沙班？

利伐沙班在需要行射频消融的患者中进行了与华法林对照的临床研究（VENTURE-AF研究），证实了不停用抗凝治疗在此类患者中的安全性。基于个体差异、临床情况等，需要医师评估患者的获益和风险，之后再确定术前停用和术后重新启用利伐沙班的时间（表8-2）。

表8-2 房颤患者在射频消融前后使用利伐沙班的原则

术前	①房颤持续时间≥48小时或不详，利伐沙班抗凝治疗至少3周 ②在射频消融前一晚服用利伐沙班，与晚餐同服。日本的研究显示，手术前停用利伐沙班8～28小时是安全的，且不需要肝素桥接
术后	①止血后6～12小时开始利伐沙班治疗 ②利伐沙班治疗至少2个月；对卒中高风险者（CHADS$_2$评分≥2分），特别是年龄≥75岁或有卒中/短暂性脑缺血发作史者，推荐射频消融后长期使用利伐沙班进行抗凝治疗

63 正在服用利伐沙班的房颤患者发生ST段抬高型心肌梗死或非ST段抬高型心肌梗死，应该如何使用利伐沙班？

服用利伐沙班的非瓣膜性房颤患者在发生急性冠脉综合征（acute coronary syndrome，ACS）时应停用利伐沙班，并使用负荷剂量的阿司匹林（150～300 mg），ST段抬高型心肌梗死（ST-segment elevation myocardial infarction，STEMI）患者使用负荷剂量的P2Y12受体拮抗剂［但不应用于非ST段抬高型急性冠脉综合征（non-ST elevation acute coronary syndromes，NSTE-ACS）患者，特别是冠状动脉病变情况不明且需要早期行冠状动脉造影的患者］。

对于STEMI患者，首选急诊经皮冠状动脉介入治疗（PCI），应从桡动脉入路，选择新型药物洗脱支架（drug eluting stent，DES），并根据医院的常规用药使用普通肝素、低分子肝素或比伐卢定（无论末次利伐沙班的给药时间），避免使用Ⅱb/Ⅲa受体拮抗剂（除非抢救）及磺达肝癸钠。对于需要溶栓的患者，只有确定其体内没有利伐沙班残留时［基于末次服药时间和（或）凝血试验，或＞5个半衰期］才能进行溶栓。停用肠外抗凝治疗后，患者可重新使用利伐沙班联合抗血小板药物。

对于非ST段抬高型心肌梗死（non-ST elevation myocardial infarction，NSTEMI）患者，非紧急情况建议延迟PCI，末次服用利伐沙班至少12小时后开始使用磺达肝癸钠（首选）或低分子肝素，避免使用比伐卢定、普通肝素或Ⅱb/Ⅲa受体拮抗剂；紧急情况须行急诊PCI，应基于利伐沙班的残留情况（末次服药时间、肌酐清除率、凝血指标）指导抗凝治疗及介入治疗中肝素的应用［监测活化凝血时间（activated clotting time，ACT）］。停用肠外抗凝治疗后，患者可重新使用利伐沙班联合抗血小板药物。

 64 **正在服用利伐沙班的房颤患者行择期经皮冠状动脉介入治疗，应该如何处理？**

（1）停用利伐沙班，末次给药≥24小时后行介入治疗。

（2）考虑是否可行替代治疗（所有需要长期口服抗凝药物的患者），包括冠状动脉旁路移植术（coronary artery bypass grafting，CABG）或单纯球囊成形术。

（3）围介入治疗期的抗凝治疗应按照本地的常规用药进行，使用比伐卢定或普通肝素，避免使用Ⅱb/Ⅲa受体拮抗剂。

（4）首选新型药物洗脱支架，避免使用金属裸支架和第1代药物洗脱支架。

（5）PCI后，且胃肠外抗凝治疗停止后，患者应重新使用利伐沙班联合抗血小板药物。

65 房颤患者行经皮冠状动脉介入治疗后应该如何使用利伐沙班？

2020年版《冠心病合并心房颤动患者抗栓管理中国专家共识》的推荐如下。

（1）默认策略：①在PCI的围手术期，起始行三联抗栓治疗（利伐沙班＋阿司匹林＋氯吡格雷）；②出院后行利伐沙班＋氯吡格雷或阿司匹林双联治疗至12个月；③12个月后，终身服用利伐沙班单药治疗。

（2）高缺血/血栓风险和低出血风险患者的策略：①起始行三联抗栓治疗（利伐沙班＋阿司匹林＋氯吡格雷），可延长治疗至1个月；②之后行利伐沙班＋氯吡格雷或阿司匹林双联治疗至12个月；③12个月后，终身服用利伐沙班单药治疗，或利伐沙班＋氯吡格雷或阿司匹林。

（3）低缺血/血栓风险或高出血风险患者的策略：①在PCI的围手术期，起始行三联抗栓治疗（利伐沙班＋阿司匹林＋氯吡格雷）；②出院后行利伐沙班＋氯吡格雷或阿司匹林双联治疗至6个月；③6个月后，终身服用利伐沙班单药治疗。

需要强调的是，房颤合并PCI患者的情况十分复杂，以上原则应个体化执行，并应由多学科团队共同确定治疗方案。

66 合并稳定性冠心病的房颤患者应该如何使用利伐沙班？

稳定性冠心病患者发生房颤后，医师应根据其CHA_2DS_2-VASc评分（至少可计1分）来决定是否给予抗凝治疗。根据AFIRE研究的结果，利伐沙班单药治疗是这类患者的优选策略，可不给予任何抗血小板药物，仅在具有极高缺血事件风险和低出血风险的个体中才考虑额外联用抗血小板药物。

67 发生缺血性卒中的房颤患者应该如何使用利伐沙班？

房颤患者如果在口服抗凝药物期间发生急性缺血事件，需要评估是否接受了有效的抗凝治疗，如国际标准化比值（INR）是否达标（华法林）、服药的依从性、抗凝药物的使用剂量是否正确及是否有药物间相互作用的可能（减弱血药浓度）等。

对于具体患者，需要进行多学科（包括神经科、影像科及心内科等）评估，并应征求患者的意见，以确定开始抗凝治疗的时间。

（1）急性期：若患者口服华法林，且INR达标，不应行溶栓治疗，可考虑行介入取栓治疗。若患者使用非维生素K拮抗剂口服抗凝药物，当其血浆药物浓度低于检测值下限时，或距离末次服药时间超过48小时且肾功能正常，可行溶栓治疗。若不能行溶栓治疗，则仅在有靶血管指征且可行的情况下行血管内血栓切除术。

（2）恢复期：由于卒中相关的血脑屏障破坏增加了继发性出血转化的风险，开始或重新开始使用非维生素K拮抗剂口服抗凝药物的时机必须平衡缺血性卒中复发的风险和实质性出血的风险。具体的重启时机见图8-1。

1）通过影像学检查排除颅内出血/继发性出血转化并考虑影像学检查记录的颅内急性缺血的范围后，短暂性脑缺血发作（TIA）患者可以继续使用非维生素K拮抗剂口服抗凝药物或在短暂性脑缺血发作第2天开始使用非维生素K拮抗剂口服抗凝药物。

2）如果轻度卒中患者的预期梗死面积不显著增加出血转化风险，则非维生素K拮抗剂口服抗凝药物治疗可在急性缺血性卒中发生≥3天后启动。

3）通过复查颅脑计算机体层成像（computed tomography,

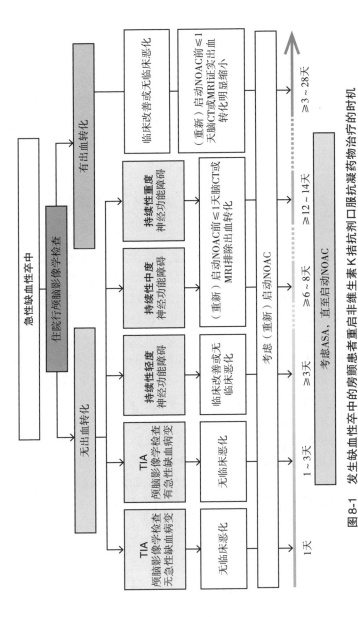

图 8-1　发生缺血性卒中的房颤患者重启首非维生素 K 拮抗剂口服抗凝药物治疗的时机

注：TIA. 短暂性脑缺血发作；NOAC. 非维生素 K 拮抗剂口服抗凝药物；CT. 计算机体层成像；MRI. 磁共振成像；ASA. 阿司匹林

CT）或磁共振成像（magnetic resonanceimaging，MRI）排除继发性出血转化后，中度卒中患者可在≥6～8天开始抗凝治疗，严重卒中患者可在≥12～14天开始抗凝治疗。

此外，由于非维生素K拮抗剂口服抗凝药物起效迅速且有相应的出血风险，故不推荐在启动或重新启动非维生素K拮抗剂口服抗凝药物治疗前使用普通肝素或低分子肝素桥接。如果推迟急性缺血性卒中患者启动非维生素K拮抗剂口服抗凝药物治疗，根据专家意见，在启动前应给予阿司匹林。

68 出血性卒中急性期后应该何时重启抗凝治疗？

利伐沙班禁用于存在显著大出血风险的患者，其中包括近期发生脑部或脊椎损伤的患者、近期接受脑部和脊椎或眼科手术的患者及近期发生颅内出血的患者。目前，权威指南中缺少关于非维生素K拮抗剂口服抗凝药物用于颅内出血的相关试验内容。

《2020欧洲心脏病学会（European Society of Cardiology，ESC）/欧洲心胸外科协会（European Association for Cardio-Thoracic Surgery，EACTS）房颤诊断和管理指南》指出，出血性卒中急性期后重启抗凝治疗需要考虑以下3个方面：①颅内出血的复发风险；②纠正可以更改的出血风险因素（如可控制的高血压、低密度脂蛋白/甘油三酯水平、酒精摄入、吸烟、合用抗血小板药物及使用拟交感神经药物等）；③与神经科/卒中专家讨论并评估重启抗凝治疗的风险和获益。如果出血的原因和相关风险因素已经被治疗或控制，可在颅内出血后4～8周重启抗凝治疗（利伐沙班）。如果颅内出血不可逆或危险因素不可纠正，则可以考虑行左心耳封堵术。

69 左心室有血栓的患者应该如何使用利伐沙班？

目前，尚无对左心室有血栓的患者使用利伐沙班进行抗凝治疗的大规模临床研究。《2021欧洲心律协会（European Heart Rhythm Association，EHRA）实践指南：非维生素K拮抗剂口服抗凝药物在房颤患者中的应用》（简称2021 EHRA指南）建议，仍使用华法林进行抗凝治疗。病例报道和小样本观察性研究提示，对于此类患者，利伐沙班具有一定作用。对于直接口服抗凝药物缺乏相关临床数据、目前仍属于超适应证用药等情况，医师必须与患者进行充分沟通，并获得其知情同意。

70 左心耳封堵术后能否使用利伐沙班？

患者在左心耳封堵术后需要常规行抗凝治疗一段时间，但目前左心耳封堵术后最佳的抗凝/抗栓治疗方案及其疗程尚不明确。根据我国目前的临床研究和相关专家共识，建议如下。

（1）术后3个月内：①如果患者肾小球滤过率（glomerular filtration rate，GFR）≥30 ml/（min·1.73m^2），且HAS-BLED（H，hypertension,高血压；A，abnormal renal and liver function,肝肾功能异常；S，stroke，卒中；B，bleeding，出血；L，labile international normalized ratio，国际标准化比值易变；E，elderly，高龄；D，drugs and alcohol intake，药物和酒精摄入）评分<3分，建议使用非维生素K拮抗剂口服抗凝药物+氯吡格雷/阿司匹林抗凝治疗3个月或使用华法林+氯吡格雷/阿司匹林抗凝治疗3个月，维持国际标准化比值（INR）处于2.0～3.0。②如果GFR≥30 ml/（min·1.73m^2），且HAS-BLED评分≥3分，建议单独使用标准剂量的非维生素K拮抗剂口服抗凝药物抗凝治疗3个月或单独使用华法林抗凝治疗3个月，维持INR处

于2.0～3.0。③如果GFR＜30ml/（min·1.73m²），且HAS-BLED评分＜3分，建议使用华法林+阿司匹林抗凝治疗3个月，维持INR处于2.0～3.0。④如果GFR＜30ml/（min·1.73m²），且HAS-BLED评分≥3分，建议单独使用华法林抗凝治疗3个月，维持INR处于2.0～3.0，或使用阿司匹林+氯吡格雷双联抗血小板治疗3个月。

（2）术后3～6个月：推荐停用口服抗凝药物，继续使用阿司匹林+氯吡格雷双联抗血小板治疗3个月。

（3）术后6个月后：推荐长期使用阿司匹林治疗，如果患者不能耐受阿司匹林，可使用氯吡格雷替代。

由于在这方面尚需更多确切的证据，且行左心耳封堵术的患者在术后情况十分复杂，故医师需要根据随访中患者的临床情况、封堵器的相关变化及出血情况进行个体化处理。

71 利伐沙班能否用于严重心脏瓣膜病患者、行机械瓣膜置换术的患者或其他瓣膜疾病患者？

关于瓣膜病的抗凝治疗，2021 EHRA指南给出了指导性意见，可作为参考，见表8-3。

表8-3　2021 EHRA指南中关于瓣膜病抗凝治疗的指导性意见

临床情况	非维生素K拮抗剂口服抗凝药物是否适合使用	注释
人工机械瓣膜	禁忌	被关键随机对照研究排除，数据提示预后不佳

临床情况	非维生素K拮抗剂口服抗凝药物是否适合使用	注释
中重度二尖瓣狭窄（通常为风湿性心脏病的起源）	禁忌	被关键随机对照研究排除，少量证据提示疗效和安全性劣于维生素K拮抗剂
轻中度其他瓣膜病（如退行性主动脉瓣狭窄、二尖瓣反流等）、生物瓣/瓣膜修复（术后＞3个月）	适合使用	数据提示疗效和安全性与该药在非瓣膜性心脏病患者中一致
严重主动脉瓣狭窄	数据有限	无病理生理学依据提示疗效和安全性较差，大多数患者会进行干预治疗
经导管主动脉瓣置换术	适合使用	单中心随机对照研究和观察性数据支持，可能需要联合使用抗血小板药物
经皮主动脉瓣成形术	谨慎使用	无前瞻性研究的数据支持，可能需要联合使用抗血小板药物
肥厚型心肌病	适合使用	需要抗凝治疗，但无证据显示疗效和安全性

72 利伐沙班能否用于急性外周动脉疾病患者？

目前，对于急性外周动脉疾病患者，暂无利伐沙班（2.5 mg，每天2次）＋阿司匹林（100 mg，每天1次）使用的证据。VOYAGER PAD研究的排除标准包括血供重建前2周发生过急性肢体缺血、伴随动脉血栓形成/高血栓负荷需要抗凝治疗的患者。

73 服用利伐沙班的患者如果要行轴索（脊柱、硬膜外）麻醉，需要注意什么？

（1）在进行轴索（脊柱/硬膜外）麻醉或脊柱/硬膜外穿刺时，抗凝治疗可增加硬膜外或脊柱发生血肿的风险。医师应对患者实施经常性观察，观察是否有神经功能损伤的症状和体征，如背痛、感觉或运动神经损害（麻木、刺痛或下肢无力）、肠或膀胱功能障碍。如果观察到神经功能损伤，必须立即进行诊断和治疗。对于接受抗凝治疗的患者和为了预防血栓而计划行抗凝治疗的患者，在实施脊椎穿刺/硬膜外麻醉前，医师应衡量潜在的获益和风险。

（2）年轻患者在利伐沙班末次给药18小时后才能取出硬膜外导管，老年患者至少26小时后才能取出硬膜外导管，取出导管6小时后才能服用利伐沙班。

（3）患者应至少停药24小时，否则不推荐行轴索麻醉，改为全身麻醉。

（4）对于接受有创性脊柱穿刺（如腰椎穿刺）的患者，利伐沙班给药需要延迟24小时。

74 患者在使用利伐沙班期间若要注射新型冠状病毒肺炎疫苗，需要注意什么？

服用利伐沙班的患者若要注射新型冠状病毒肺炎疫苗，应注意：①注射疫苗前的早上停服一次非维生素K拮抗剂口服抗凝药物；②使用细针头注射疫苗，注射后按压针孔2～5分钟；③若患者每天服用1次利伐沙班，应在注射疫苗后3小时服用早晨的剂量；④若患者每天服用2次利伐沙班，则无须补服早上的剂量，下一次用药按原方案进行。

第9章

临床研究

一、静脉血栓预防领域

75 髋关节或膝关节置换术后患者使用利伐沙班的证据是什么？

髋关节或膝关节置换术后患者使用利伐沙班的证据为RE-CORD系列研究。

（1）试验目的：RECORD系列研究（共4项研究）以行择期全髋关节置换术或全膝关节置换术的成人患者为研究对象，对比性探讨口服利伐沙班（10 mg，每天1次）与皮下注射依诺肝素的有效性和安全性。

（2）试验类型：RECORD系列研究为国际、多中心、随机、双盲、活性对照的Ⅲ期研究。

（3）用药方案：RECORD系列研究的用药方案见表9-1。

表9-1　RECORD系列研究的用药方案

研究	手术后的持续治疗时间		接受随机的患者数
	利伐沙班（10 mg，每天1次）	依诺肝素（40 mg，每天1次）	
RECORD1研究（全髋关节置换术）	31～39天	31～39天	4541例
RECORD2研究（全髋关节置换术）	31～39天	10～14天，接受口服安慰剂至31～39天	2509例
RECORD3研究（全膝关节置换术）	10～14天	10～14天	2531例
RECORD4研究（全膝关节置换术）	10～14天	10～14天（用量为30 mg，每天2次）	3148例

（4）主要疗效终点（静脉血栓栓塞）：4项研究的结果均显示利伐沙班较依诺肝素显著降低静脉血栓栓塞的发生率（表9-2）。

表9-2 RECORD系列研究的主要疗效终点

研究	静脉血栓栓塞的发生率		P
	利伐沙班组	依诺肝素组	
RECORD1研究（全髋关节置换术）	1.1%	3.7%	＜0.001
RECORD2研究（全髋关节置换术）	2.0%	9.3%	＜0.0001
RECORD3研究（全膝关节置换术）	9.6%	18.9%	＜0.001
RECORD4研究（全膝关节置换术）	6.9%	10.1%	0.012

（5）主要安全性终点（大出血）：在4项研究中，利伐沙班组大出血的发生率均较低（均＜0.7%），与依诺肝素组相似（表9-3）。

表9-3 RECORD系列研究的主要安全性终点

研究	大出血发生率		P
	利伐沙班组	依诺肝素组	
RECORD1研究（全髋关节置换术）	0.30%	＜0.10%	0.08
RECORD2研究（全髋关节置换术）	＜0.10%	＜0.10%	-
RECORD3研究（全膝关节置换术）	0.60%	0.15%	0.77
RECORD4研究（全膝关节置换术）	0.70%	0.30%	0.11

注：-表示本项无数据

（6）试验意义：利伐沙班取得用于成人髋关节或膝关节置换

术后静脉血栓栓塞预防的适应证。

76 在静脉血栓预防领域，利伐沙班还进行了哪些探索性研究？

在静脉血栓预防领域，利伐沙班取得进展的研究还有MAGELLAN研究和MARINER研究。

（1）MAGELLAN研究：该研究纳入了8101例因内科急症住院的患者。结果显示：①主要疗效终点，利伐沙班（10 mg，每天1次）与依诺肝素（40 mg，每天1次）相比，第10天时预防静脉血栓栓塞事件的风险相当，第35天时利伐沙班预防静脉血栓栓塞事件的风险显著下降23%（依诺肝素组10天后改为安慰剂）。②安全性终点，2组整体的出血发生率均较低，但在整个研究期间，利伐沙班组出血的发生率比依诺肝素组高（2.8% *vs.* 1.2%，$P < 0.001$）。

（2）MARINER研究：该研究纳入了12 024例住院时已接受低分子肝素/普通肝素抗凝治疗且出院后仍有静脉血栓栓塞风险的急性病患者。结果显示：①疗效终点，利伐沙班组（10 mg，每天1次）较安慰剂组在主要疗效终点（症状性静脉血栓栓塞事件和静脉血栓栓塞相关死亡）上没有统计学差异，在次要疗效终点上可见利伐沙班组急性病患者出院后的症状性静脉血栓栓塞事件发生率显著减少56%（*HR* 0.44，95%*CI* 0.22 ~ 0.89），静脉血栓栓塞相关死亡没有降低（*HR* 0.93，95%*CI* 0.62 ~ 1.42）。②安全性终点，利伐沙班组与安慰剂组相比，2组大出血的发生率相当，分别为0.28%和0.15%（*HR* 1.88，95%*CI* 0.84 ~ 4.23）。

根据以上临床研究，美国食品药品监督管理局（Food and Drug Administration，FDA）批准利伐沙班用于存在静脉血栓栓塞并发症风险且无高出血风险的内科急重症患者静脉血栓栓塞的预防，但我国没有取得这一适应证的批准。

二、深静脉血栓形成和肺栓塞治疗领域

77 深静脉血栓形成患者使用利伐沙班的证据是什么？

深静脉血栓形成患者使用利伐沙班的证据为EINSTEIN DVT研究。

（1）试验目的：评估利伐沙班在治疗急性静脉血栓栓塞和预防静脉血栓栓塞复发方面是否不劣于依诺肝素/维生素K拮抗剂。

（2）试验类型：EINSTEIN DVT研究是一项国际、多中心、随机、开放、平行对照、事件驱动、非劣效性的Ⅲ期研究。

（3）入组人群：EINSTEIN DVT研究纳入了30个国家、252家医疗中心的3449例确诊的急性症状性深静脉血栓形成但无症状性肺栓塞的成人患者。

（4）用药方案：所有患者随机分为2组，利伐沙班组的患者前21天口服利伐沙班15 mg，每天2次，21天后调整为20 mg，每天1次；依诺肝素/维生素K拮抗剂组的患者先使用依诺肝素1.0 mg/kg，每天2次，至少治疗5天，后接维生素K拮抗剂［国际标准化比值（INR）2.0～3.0］。计划治疗的疗程为6个月或12个月。

（5）主要疗效终点［有症状的复发性静脉血栓栓塞（由深静脉血栓形成或非致死性/致死性肺栓塞组成的复合终点）］：利伐沙班的疗效不劣于依诺肝素/维生素K拮抗剂，2组有症状的复发性静脉血栓栓塞的发生率分别为2.1%和3.0%（非劣效性 $P < 0.001$）。

（6）主要安全性终点（由大出血或临床相关非大出血组成的复合终点）：2组大出血或临床相关非大出血的发生率均为8.1%。

（7）临床净获益：利伐沙班与依诺肝素/维生素K拮抗剂相比，临床净获益（症状性静脉血栓栓塞复发＋大出血）有明显优势（$HR\ 0.67$，$95\%CI\ 0.47\sim0.95$，$P=0.03$）。

（8）试验意义：利伐沙班取得用于成人深静脉血栓形成的适应证。

78 肺栓塞患者使用利伐沙班的证据是什么？

肺栓塞患者使用利伐沙班的证据为EINSTEIN PE研究。

（1）试验目的：在有或没有深静脉血栓形成的有症状急性肺栓塞患者中评估利伐沙班的疗效是否不劣于依诺肝素/维生素K拮抗剂。

（2）试验类型：EINSTEIN PE研究是一项国际、多中心、随机、开放、平行对照、事件驱动、非劣效性的Ⅲ期研究。

（3）入组人群：EINSTEIN PE研究纳入了38个国家、263家医疗中心的4832例有或没有深静脉血栓形成的有症状急性肺栓塞成人患者。

（4）用药方案：所有患者随机分为2组，利伐沙班组的患者前21天口服利伐沙班15 mg，每天2次，21天后调整为20 mg，每天1次；依诺肝素/维生素K拮抗剂组的患者先使用依诺肝素1.0 mg/kg，每天2次，至少治疗5天，后接维生素K拮抗剂（INR 2.0～3.0）。计划治疗的疗程为3个月、6个月或12个月。

（5）主要疗效终点［有症状的复发性静脉血栓栓塞（由深静脉血栓形成或非致死性/致死性肺栓塞组成的复合终点）］：利伐沙班的疗效不劣于依诺肝素/维生素K拮抗剂，2组有症状的复发性静脉血栓栓塞的发生率分别为2.1%和1.8%（非劣效性 $P=0.003$）。利伐沙班15 mg，每天2次，治疗3周，肺栓塞患者的血栓消退率达87%。

（6）主要安全性终点（由大出血或临床相关非大出血组成的复合终点）：利伐沙班组出血事件的发生率与依诺肝素/维生素K拮抗剂组相当（10.3% $vs.$11.4%，$P=0.23$）。利伐沙班组较依诺肝素/维生素K拮抗剂组大出血的发生率显著降低51%（$HR\ 0.49$，

95%*CI* 0.31 ～ 0.79，*P* = 0.003）

（7）试验意义：该研究证实了利伐沙班在肺栓塞中的疗效和安全性，从而取得用于成人肺栓塞的适应证。

79 深静脉血栓形成和肺栓塞患者延长使用利伐沙班的证据是什么？

深静脉血栓形成和肺栓塞患者延长使用利伐沙班的证据见表9-4。

表9-4　深静脉血栓形成和肺栓塞患者延长使用利伐沙班的证据

	EINSTEIN EXT 研究	EINSTEIN CHOICE 研究
试验目的	在已接受维生素K拮抗剂或利伐沙班治疗6～12个月的症状性深静脉血栓形成或肺栓塞患者中评估利伐沙班在预防症状性静脉血栓栓塞复发方面是否优于安慰剂	完成6～12个月抗凝治疗的静脉血栓栓塞患者的长期抗凝治疗需求处于两可状态，比较每天1次利伐沙班（20 mg或10 mg）与阿司匹林（100 mg）的有效性和安全性
试验类型	一项国际、多中心、随机、双盲、安慰剂对照、事件驱动、优效性的Ⅲ期研究	一项国际、多中心、随机、双盲、活性对照、事件驱动、优效性的Ⅲ期研究
入组人群	24个国家、170家医疗中心的1197例已接受维生素K拮抗剂或利伐沙班治疗6～12个月且确诊为深静脉血栓形成或肺栓塞的成人患者	31个国家、244家医疗中心的3396例已完成6～12个月抗凝治疗的深静脉血栓形成或肺栓塞患者
用药方案	利伐沙班20 mg，每天1次，对比安慰剂。计划治疗的疗程为6个月或12个月	利伐沙班20 mg，每天1次，或10 mg，每天1次；阿司匹林100 mg，每天1次。计划治疗的疗程为12个月

	EINSTEIN EXT 研究	EINSTEIN CHOICE 研究
主要疗效 终点	利伐沙班组较安慰剂组显著降低静脉血栓栓塞的复发风险达82%（*HR* 0.18，95%*CI* 0.09～0.39，*P*＜0.001）	利伐沙班组20 mg亚组和10 mg亚组均较阿司匹林组显著降低静脉血栓栓塞的复发风险，分别降低66%（*HR* 0.34，95%*CI* 0.20～0.59，*P*＜0.001）和74%（*HR* 0.26，95% *CI* 0.14～0.47，*P*＜0.001）
主要安全 性终点	利伐沙班组大出血的发生率与安慰剂组相当，分别为0.7%和0	利伐沙班组2个亚组大出血的发生率均较低（≤0.5%），与阿司匹林组相当
试验意义	对于完成至少6个月标准抗凝治疗后持续存在深静脉血栓形成和（或）肺栓塞风险的患者，为降低深静脉血栓形成和（或）肺栓塞的复发风险，推荐口服利伐沙班10 mg，每天1次。对于深静脉血栓形成和（或）肺栓塞复发风险高的患者［如有复杂并发症的患者，或接受利伐沙班10 mg，每天1次但出现深静脉血栓形成和（或）肺栓塞复发的患者］，应考虑口服利伐沙班20 mg，每天1次	

80 静脉血栓栓塞患儿使用利伐沙班的证据是什么？

静脉血栓栓塞患儿使用利伐沙班的证据为EINSTEIN JUNIOR研究。

（1）试验目的：比较根据体重调整剂量的利伐沙班与标准治疗在急性静脉血栓栓塞患儿中的疗效和安全性。

（2）试验类型：EINSTEIN JUNIOR研究是一项随机（2：1）、

开放、多中心、平行对照的Ⅲ期研究。

（3）入组人群：EINSTEIN JUNIOR研究纳入了28个国家、107家医疗中心的500例年龄＜18岁的急性静脉血栓栓塞患儿。

（4）用药方案：所有患儿在使用普通肝素、低分子肝素或磺达肝癸钠完成抗凝治疗5～9天后，随机分为根据体重调整剂量的利伐沙班（相当于成人20 mg，每天1次的等效剂量，混悬液/片剂）组和对照组（普通肝素、低分子肝素或磺达肝癸钠，或转为维生素K拮抗剂）。计划治疗的疗程为3个月，并在基线和主要治疗期结束2个时间点进行影像学检查。

（5）主要疗效终点（症状性复发性静脉血栓栓塞）：利伐沙班组和对照组症状性复发性静脉血栓栓塞的发生率相当（1% vs. 3%，HR 0.4，95%CI 0.11～1.41），而利伐沙班组对血栓负荷的改善显著高于对照组（38.5% vs. 26.1%，$P=0.012$）。

（6）主要安全性终点（大出血或临床相关非大出血）：利伐沙班组大出血或临床相关非大出血的发生率与对照组相当（3.0%vs.1.9%，HR 1.58，95%CI 0.51～6.27），其中利伐沙班组无大出血事件发生。

（7）试验意义：证实利伐沙班在儿童和成人静脉血栓栓塞患者中具有一致的临床疗效和安全性。利伐沙班用于治疗静脉血栓栓塞患儿已在欧盟及美国、日本、中国获批。

81 肿瘤合并静脉血栓栓塞的患者使用利伐沙班的证据是什么？

肿瘤合并静脉血栓栓塞的患者使用利伐沙班的证据见表9-5。

表9-5 肿瘤合并静脉血栓栓塞的患者使用利伐沙班的证据

	SELECT-D研究（治疗静脉血栓栓塞）	CASSINI研究（预防静脉血栓栓塞）
试验目的	旨在比较利伐沙班与达肝素在活动性肿瘤合并症状性静脉血栓栓塞患者中的疗效和安全性	在接受全身治疗的血栓高风险门诊癌症患者中比较利伐沙班与安慰剂预防静脉血栓栓塞的有效性和安全性
试验类型	一项前瞻性、随机、开放、多中心、探索性的Ⅲb期研究	一项多中心、随机、双盲、安慰剂对照、平行、优效性的Ⅲ期研究
入组人群	530例肿瘤合并症状性静脉血栓栓塞患者	841例确诊恶性肿瘤、美国东部肿瘤协作组（ECOG）评分≤2分、Khorana评分≥2分且计划开始行化疗的静脉血栓栓塞高风险癌症成人患者
用药方案	利伐沙班组（先15 mg，每天2次，21天；后续20 mg，每天1次，6个月），达肝素组（第1个月200 U/kg，第2～6个月150 U/kg）	利伐沙班组［利伐沙班（10 mg，每天1次）＋常规治疗］，安慰剂组（安慰剂＋常规治疗），观察6个月
主要疗效终点	利伐沙班组较达肝素组静脉血栓栓塞的复发风险降低57%（*HR* 0.43，95%*CI* 0.19～0.99）	治疗期内（180天），利伐沙班组与安慰剂组发生静脉血栓栓塞和静脉血栓栓塞相关死亡的风险相当（5.9% *vs.* 8.8%，*P* = 0.101），利伐沙班组38.7%的静脉血栓栓塞和静脉血栓栓塞相关死亡事件见于停药患者。此外，利伐沙班组较安慰剂组静脉血栓栓塞和静脉血栓栓塞相关死亡的风险显著降低60%（*P* = 0.007）

	SELECT-D研究 （治疗静脉血栓栓塞）	CASSINI研究 （预防静脉血栓栓塞）
主要安全 性终点	2组大出血的发生率相当， 利伐沙班组为6%，达 肝素组为4%（HR 1.83， 95%CI 0.68 ~ 4.96）	2组大出血的发生率相当，利伐沙班组为 2%，安慰剂组为1%（P = 0.265）
注意事项	需要避免在胃肠道肿瘤和 泌尿生殖系统肿瘤合并 静脉血栓栓塞的患者中 使用	目前中国无获批肿瘤合并静脉血栓栓塞 预防的适应证

82　孤立远端深静脉血栓形成患者使用利伐沙班的证据是什么？

孤立远端深静脉血栓形成（isolated distal deep vein thrombosis，IDDVT）患者使用利伐沙班的证据为XALIA研究和RIDTS研究。

（1）XALIA研究：该研究是一项将利伐沙班用于急性深静脉血栓形成治疗领域的真实世界非干预性Ⅳ期研究（前瞻性、单组、观察性）。该研究纳入了19个国家和地区共5142例深静脉血栓形成成人患者，其中1004例为IDDVT患者。用药方案为利伐沙班前21天15 mg，每天2次，21天后改为20 mg，每天1次，治疗剂量和时间由医师决定，每3个月随访1次。IDDVT亚组的结果显示，治疗期间静脉血栓栓塞事件的复发率为1%，停药后静脉血栓栓塞事件的复发率为1.1%；治疗期间大出血的发生率为0.9%，死亡率为0.8%。

（2）RIDTS研究：该研究是一项将利伐沙班用于远端深静脉血栓形成患者的随机、双盲、安慰剂对照研究。该研究纳入意大利28家医疗中心的448例患者，所有患者在纳入前72小时被诊断为IDDVT。用药方案为所有患者均接受利伐沙班15 mg，每天2次，治疗3周，3周后改为20 mg，每天1次，继续治疗3周，最后将符合条件的患者（n＝402）随机分为利伐沙班组（n＝200；20 mg，每天1次）和安慰剂组（n＝202），再治疗6周，计划随访24个月，目前报道了6个月的随访结果。结果显示，在疗效方面（复发性IDDVT、近端深静脉血栓形成、症状性或致死性肺栓塞的复合事件），利伐沙班组和安慰剂组复合事件的发生率分别为2.5%和10.4%（$P＝0.001$）；在安全性方面，与利伐沙班治疗6周相比，利伐沙班治疗3个月未增加出血风险。

83 EINSTEIN研究中口服利伐沙班（15 mg，每天2次）期间（急性期）的疗效是否与注射依诺肝素相同？

两者疗效相同。到为期21天的利伐沙班（15 mg，每天2次）治疗结束时，EINSTEIN DVT/PE研究中利伐沙班组与依诺肝素/维生素K拮抗剂组主要疗效终点事件的发生率分别0.9%（39例）和1.2%（50例）。

三、房颤领域

84 非瓣膜性房颤患者使用利伐沙班的证据是什么？

非瓣膜性房颤患者使用利伐沙班的证据为ROCKET AF研究。

（1）试验目的：评估利伐沙班较华法林用于非瓣膜性房颤患者的疗效和安全性。

（2）试验类型：一项随机、双盲、双模拟、事件驱动的Ⅲ期研究。

（3）入组人群：纳入了45个国家和地区、1178家医疗中心的14 264例成人非瓣膜性房颤患者。

（4）用药方案：利伐沙班20 mg，每天1次［肌酐清除率（Ccr）30 ～ 49 ml/min的患者改为15 mg，每天1次］；华法林，目标INR为2.5，范围为＞2.0 ～ 3.0。

（5）主要疗效终点（由卒中和非中枢神经系统体循环栓塞的复合终点）：在符合方案人群中，利伐沙班预防卒中和体循环栓塞的疗效不劣于华法林，发生率分别为2.1%和2.4%（非劣效性 $P < 0.001$）。用药治疗期间的疗效分析显示，利伐沙班组、华法林组卒中和非中枢神经系统体循环栓塞的年发生率分别为1.7%/年和2.2%/年（ HR 0.79，95%CI 0.66 ～ 0.96，优效性检验 $P =$ 0.02）。

（6）主要安全性终点（大出血和临床相关非大出血）：2组相似，其中利伐沙班组较华法林组显著降低重要器官出血（减少31%）、颅内出血（减少33%）及致死性出血（减少50%）。

（7）试验意义：确定了利伐沙班在高危房颤患者中预防卒中的疗效和安全性，取得用于成人房颤患者卒中预防的适应证。

85 中国房颤患者使用利伐沙班的证据是什么？

中国房颤患者使用利伐沙班的证据为ROCKET AF研究和XASSURE研究。

ROCKET AF研究纳入了495例（3.5%）中国患者。中国患者服用利伐沙班对比华法林用于房颤的卒中预防的疗效和安全性与全球数据相等。利伐沙班用于中国房颤患者的颅内出血发生率显著低于华法林（0.33% $vs.$ 2.94%， HR 0.11，95%CI 0.01 ～ 0.88）。

XASSURE研究是利伐沙班用于中国非瓣膜性房颤患者预防

卒中和非中枢神经系统体循环栓塞的非干预性Ⅳ期研究（前瞻性、单组、观察性）。该研究纳入了72家医疗中心的3020例非瓣膜性房颤成人患者，利伐沙班治疗的时长和剂量由医师决定，每3个月随访1次，为期1年。结果显示，利伐沙班治疗期间经裁定的症状性血栓栓塞事件的发生率为2.51例/100患者年，大出血事件的发生率低至0.95例/100患者年，全因死亡率为2.05例/100患者年。

上述2项研究的结果说明，无论是Ⅲ期临床研究还是真实世界研究，利伐沙班在中国患者中具有一致的疗效和安全性。

86 心脏复律患者使用利伐沙班的证据是什么？

心脏复律患者使用利伐沙班的证据为X-VERT研究。

（1）试验目的：探索利伐沙班在计划行心脏复律的非瓣膜性房颤患者中预防心血管事件的疗效和安全性。

（2）试验类型：一项前瞻性、随机、开放、多中心、平行对照的Ⅲb期研究。

（3）入组人群：纳入了16个国家、141家医疗中心的1504例房颤持续时间＞48小时或持续时间不明的房颤患者。

（4）用药方案：利伐沙班20 mg，每天1次（Ccr 30～49 ml/min的患者改为15 mg，每天1次）；华法林，控制INR在2.0～3.0。由研究者决定是进行早期复律（抗凝1～5天后复律）还是延迟复律（抗凝3～8周后复律）。所有患者复律后继续行抗凝治疗6周，研究结束后延长随访30天。

（5）主要疗效终点（由卒中、短暂性脑缺血发作、体循环栓塞、心肌梗死、心血管死亡组成的复合终点）：利伐沙班组较华法林组降低了主要疗效终点的发生率（0.51% $vs.$ 1.02%，RR 0.5，$95\%CI$ 0.15～1.73）。

（6）主要安全性终点（大出血）：利伐沙班组大出血的发生率与华法林组相当（0.61% $vs.$ 0.8%，RR 0.76，$95\%CI$

0.21～2.67）不同治疗组及早期复律组和延迟复律组组间均无显著差异。在延迟复律组，对于从随机到复律的时间，使用利伐沙班的患者明显少于使用华法林的患者［22（21～26）天 *vs.* 30（23～46）天，*P* ＜ 0.001］。

（7）试验意义：该研究是首项在房颤复律患者中探索非维生素K拮抗剂口服抗凝药物疗效和安全性的研究，利伐沙班可以安全有效地用于心脏复律患者，使用时应根据相应指南对患者进行术前和术后处理。

87 房颤射频消融患者使用利伐沙班的证据是什么？

房颤射频消融患者使用利伐沙班的证据为VENTURE-AF研究。

（1）试验目的：评估不间断使用利伐沙班或维生素K拮抗剂治疗房颤射频消融患者的安全性结果是否一致。

（2）试验类型：一项前瞻性、随机、开放、多中心、平行对照的Ⅲb期研究。

（3）入组人群：纳入了5个国家、46家医疗中心的248例拟行射频消融的房颤患者。

（4）用药方案：利伐沙班20 mg，每天1次；华法林，控制INR在2.0～3.0。由研究者决定是进行早期射频消融（抗凝1～7天之后消融）还是延迟射频消融（抗凝治疗至少3周后再行射频消融），围手术期不间断使用利伐沙班或华法林。

（5）主要安全性终点（出血）：整个研究期间，2组出血事件的发生率均较低；维生素K拮抗剂组发生1例大出血事件（0.4%），而利伐沙班组未发生大出血事件。

（6）次要疗效终点［血栓栓塞事件（卒中、体循环栓塞、心肌梗死、血管性死亡）及其他出血或手术相关事件］：整个研究期间，仅维生素K拮抗剂组发生1例卒中和1例血管相关性死亡。

（7）试验意义：该研究是首项在房颤射频消融患者中探索非维生素K拮抗剂口服抗凝药物疗效和安全性的研究，利伐沙班可作为维生素K拮抗剂的替代选择用于房颤射频消融患者围手术期的抗凝治疗。

88 左心房/左心耳有血栓的患者使用利伐沙班的证据是什么？

左心房/左心耳有血栓的患者使用利伐沙班的证据为X-TRA研究。

（1）试验目的：探索口服利伐沙班每天1次用于非瓣膜性房颤或心房扑动（简称房扑）患者左心房/左心耳血栓消退的效果。

（2）试验类型：一项国际、多中心、前瞻性、单组、开放的Ⅲb期研究。

（3）入组人群：纳入了7个国家、17家医疗中心的60例经食管超声心动图检查确定存在左心房/左心耳血栓的非瓣膜性房颤或房扑患者。

（4）用药方案：利伐沙班20 mg，每天1次（Ccr 15～49 ml/min的患者改为15 mg，每天1次），治疗6周。

（5）主要疗效终点（血栓溶解）：根据经食管超声心动图检查，41.5%的患者血栓完全溶解，18.9%的患者血栓明显缩小，合计60.4%的患者血栓完全溶解或缩小。

（6）主要安全性终点（卒中或非中枢神经系统体循环栓塞）：在整个治疗期间及30天随访期间，60例患者未发生卒中或非中枢神经系统体循环栓塞事件和大出血事件，发生非大出血事件5例，其中只有3例患者的不良事件（耳出血、牙龈出血、瘀斑）与利伐沙班相关。

（7）试验意义：该研究是目前非维生素K拮抗剂口服抗凝药物唯一在左心房/左心耳有血栓的房颤患者中进行前瞻性探索的研究，证实了利伐沙班是左心房/左心耳有血栓的患者行抗凝治疗的新选择。

89 行经皮冠状动脉介入治疗的房颤患者使用利伐沙班的证据是什么？

行经皮冠状动脉介入治疗的房颤患者使用利伐沙班的证据为PIONEER AF-PCI研究。

（1）试验目的：探索并比较2种利伐沙班治疗方案与标准治疗方案（维生素K拮抗剂联合抗血小板药物）用于接受经皮冠状动脉介入治疗＋支架植入术的非瓣膜性房颤患者的安全性。

（2）试验类型：一项国际、多中心、随机、开放的Ⅲb期研究。

（3）入组人群：纳入了26个国家、426家医疗中心的2124例非瓣膜性房颤合并PCI＋支架植入术的患者。

（4）用药方案：所有患者分为3组。第1组给予利伐沙班15 mg，每天1次＋1种P2Y12受体拮抗剂；第2组给予利伐沙班2.5 mg，每天2次＋双联抗血小板药物；第3组给予维生素K拮抗剂（INR 2.0～3.0）＋双联抗血小板药物。双联抗血小板药物的使用时间在患者随机分配前由研究者决定为1个月、6个月或12个月，之后分别换为利伐沙班15 mg，每天1次＋阿司匹林75～100mg或维生素K拮抗剂＋阿司匹林75～100mg。共治疗12个月。

（5）主要安全性终点：与维生素K拮抗剂＋双联抗血小板药物相比，利伐沙班15 mg，每天1次＋1种P2Y12受体拮抗剂和利伐沙班2.5mg，每天2次＋双联抗血小板药物可显著改善安全性，有临床意义的出血发生率分别下降41%和37%。

（6）次要疗效终点［主要心血管不良事件（由心血管死亡、心肌梗死或卒中组成的复合终点）］：3组主要心血管不良事件的发生率相当，第1组为6.5%，第2组为5.6%，第3组为6.0%（$P > 0.05$）。

（7）试验意义：利伐沙班是首个用于行PCI的房颤患者的非

维生素K拮抗剂口服抗凝药物。考虑安全性和临床实际应用情况，与其他2种治疗方案相比，双联治疗方案（利伐沙班15 mg，每天1次＋1种P2Y12受体拮抗剂）为更优的选择。

90 合并稳定性冠心病的房颤患者使用利伐沙班的证据是什么？

合并稳定性冠心病的房颤患者使用利伐沙班的证据为AIRE研究（日本学者进行的研究）。

（1）试验目的：在血管重建超过1年或经血管造影证实慢性冠脉综合征但不需要血供重建的房颤患者中，利伐沙班单药治疗是否非劣效于双联治疗（利伐沙班＋1种抗血小板药物）。

（2）试验类型：一项多中心、前瞻性、随机、开放、平行对照的研究。

（3）入组人群：纳入了日本219家医疗中心的2200例房颤（$CHADS_2$评分≥1）合并稳定性冠心病的患者。

（4）用药方案：利伐沙班15 mg，每天1次（Ccr 15～49 ml/min的患者使用10 mg，每天1次）；利伐沙班15 mg，每天1次（Ccr 15～49 ml/min的患者使用10 mg，每天1次）＋1种抗血小板药物。治疗24～45个月。

（5）主要疗效终点（由卒中、体循环栓塞、心肌梗死、需要血供重建的不稳定型心绞痛或全因死亡组成的复合终点）：利伐沙班单药的疗效不劣于利伐沙班＋阿司匹林；联合治疗组主要疗效终点事件的累积发生率为5.75%，单药治疗组为4.14%（非劣效性$P < 0.001$）。

（6）主要安全性终点［国际血栓和止血学会（International Society on Thrombosis and Haemostasis，ISTH）定义的大出血］：利伐沙班单药的安全性优于利伐沙班＋阿司匹林；联合治疗组主要安全性终点事件的累积发生率为2.76%，单药治疗组为1.62%（优效性$P = 0.01$）。

（7）试验意义：肯定了相关指南对房颤合并稳定性冠心病患者单一抗凝治疗的推荐意见，也是目前唯一的随机对照研究。

注：日本批准利伐沙班用于房颤的卒中预防的剂量为 15 mg/10 mg，每天 1 次。中国患者应采用我国批准的剂量，即 20 mg/15 mg，每天 1 次。

91 对于行经导管主动脉瓣膜置换术的非房颤患者，利伐沙班在抗凝方面有研究进展吗？

GALILEO研究针对行经导管主动脉瓣膜置换术后的患者，评估利伐沙班（10 mg，每天 1 次）可否降低其主要心血管事件的发生率。该研究是一项国际、多中心、开放、事件驱动的Ⅲ期临床研究，纳入了 1644 例成功行经导管主动脉瓣膜置换术的患者，所有患者按 1 ∶ 1 的比例随机分配至利伐沙班组或抗血小板组。利伐沙班组使用利伐沙班（10 mg，每天 1 次）＋阿司匹林（75 ～ 100 mg，每天 1 次），治疗 90 天，后续使用利伐沙班单药治疗。抗血小板组使用氯吡格雷（75 mg，每天 1 次）＋阿司匹林（75 ～ 100 mg，每天 1 次），治疗 90 天，后续使用阿司匹林单药治疗。但该研究由于未显示出较好的疗效和安全性被提前终止。

92 对于风湿性心脏病，利伐沙班在抗凝方面有研究进展吗？

目前，正在进行中的INVICTUS-VKA研究（NCT02832544）的目的为评估利伐沙班在风湿性心脏病合并房颤的患者（不拟行外科换瓣治疗）中是否非劣效于维生素 K 拮抗剂，如果证实非劣效，则进行优效性检验。该研究是一项前瞻性、随机、平行、开放的Ⅲ期临床研究，计划纳入 4500 例风湿性心脏病患者。用药方案：利伐沙班 20 mg，每天 1 次（Ccr 15 ～ 49 ml/min 的患者使用15 mg，每天1次）；华法林，控制INR在2.0～3.0。主要疗效终点为首次发生卒中或体循环栓塞的时间（时间范围约4年）。目前，该研究还在进行中，我国参加了这项临床研究。

 93 **对于行生物瓣膜置换术的患者，利伐沙班在抗凝方面有研究进展吗？**

对于行生物瓣膜置换术的患者，利伐沙班在抗凝方面的进展有RIVER研究。

（1）试验目的：探索二尖瓣生物瓣置换术后合并房颤或房扑的患者应用利伐沙班抗凝的有效性和安全性。

（2）试验类型：一项多中心、随机、非劣效性、开放、盲法判定的Ⅱ/Ⅲ临床研究。

（3）入组人群：纳入了巴西49家医疗中心的1005例植入二尖瓣生物瓣合并房颤或房扑的患者。

（4）用药方案：500例使用利伐沙班20 mg，每天1次（Ccr 30～49 ml/min的患者使用15 mg，每天1次）；505例使用华法林，控制INR在2.0～3.0。随访12个月，通过限制性平均生存时间（restricted mean survival time，RMST）对比2组的药物治疗疗效。

（5）主要疗效终点［由全因死亡、主要心血管事件（卒中、短暂性脑缺血发作、瓣膜血栓、体循环栓塞、心力衰竭再入院）及大出血组成的复合终点］：利伐沙班组平均经过347.5天出现主要疗效终点事件，华法林组平均经过340.1天出现主要疗效终点事件，前者较后者RMST延长7.4天（非劣效性$P < 0.001$）。利伐沙班组和华法林组1年内复合终点事件的发生率分别为9.4%和10.3%。

（6）主要安全性终点（任何出血事件）：2组在任何出血事件上无统计学差异。

（7）试验意义：对于二尖瓣生物瓣置换术后合并房颤或房扑的患者，利伐沙班可以作为维生素K拮抗剂的有效替代。

94 对于不明原因栓塞性卒中患者，利伐沙班在抗凝方面有研究进展吗？

NAVIGATE-ESUS研究的目的是评估近期发生不明原因栓塞性卒中（embolic stroke of undetermined source，ESUS）的患者使用利伐沙班是否在降低卒中复发、体循环栓塞方面优于阿司匹林。该研究是一项前瞻性、随机、双盲、阳性对照、事件驱动、优效性的Ⅲ期研究，纳入了7213例近期出现ESUS的患者（年龄 > 50岁），所有患者按1 : 1的比例随机分配至利伐沙班组（15 mg，每天1次）或抗血小板组（阿司匹林100 mg），计划平均治疗18 ～ 24个月。该研究的中期分析未发现利伐沙班和阿司匹林的疗效相当，即使按照原计划完成研究也只有很小的概率显示获益。基于独立数据监测委员会的建议，NAVIGATE-ESUS研究提前终止。

四、动脉血栓领域

95 慢性冠心病患者使用利伐沙班的证据是什么？

慢性冠心病患者使用利伐沙班的证据为COMPASS研究。

（1）试验目的：评估利伐沙班单药、利伐沙班＋阿司匹林或阿司匹林单药在降低慢性冠心病或外周血管疾病患者心肌梗死、卒中及心血管死亡风险方面的疗效和安全性。

（2）试验类型：一项大型国际、多中心、随机、双盲、双模拟、事件驱动的Ⅲ期临床研究。

（3）入组人群：纳入了33个国家和地区、602家医疗中心的27 395例慢性冠心病（91%）或外周动脉疾病（27%）成人患者。

（4）用药方案：所有患者随机分为3组，一组给予利伐沙班2.5 mg，每天2次＋阿司匹林100 mg，每天1次；一组给予利伐沙班5 mg，每天2次；一组给予阿司匹林100 mg，每天1次。平均随访时间为23个月。

（5）主要疗效终点（由心肌梗死、卒中或心血管死亡组成的复合终点）：利伐沙班＋阿司匹林联合治疗组的疗效优于阿司匹林单药组，前者较后者在主要疗效终点事件的发生率上显著降低24%（$P < 0.001$）。利伐沙班单药组与阿司匹林单药组在主要疗效终点事件的发生率上无显著差异。

（6）主要安全性终点（修改的ISTH定义的大出血）：利伐沙班＋阿司匹林联合治疗组较阿司匹林单药组大出血的发生率显著升高；但在致死性出血、颅内出血及重要器官出血方面，2组未见差异。

（7）临床净获益：利伐沙班＋阿司匹林联合治疗组与阿司匹林单药组相比，临床净获益（由心血管死亡、卒中、心肌梗死、致死性出血或关键器官症状性出血组成的复合终点）具有明显优势（4.7% *vs.* 5.9%，*HR* 0.80，95%*CI* 0.70 ～ 0.91，$P < 0.001$）。

（8）试验意义：该研究首次确定了小剂量利伐沙班联合阿司匹林（抗栓治疗）在稳定性冠心病和外周血管疾病中的疗效和安全性，并因此取得用于慢性冠状动脉疾病或外周动脉疾病的适应证（包括我国）。小剂量利伐沙班联合阿司匹林抗凝＋抗血小板的双通道抗栓方案已被《2019 ESC慢性冠脉综合征管理指南》和《2020 ESC非ST段抬高型急性冠脉综合征患者管理指南》推荐用于具有中/高缺血风险且无高出血风险的慢性冠状动脉疾病患者心血管事件的二级预防。

96 COMPASS研究的用药方案适用于房颤患者吗？

COMPASS研究的用药方案不适用于房颤患者。在COMPASS研究中，房颤患者是排除标准之一。COMPASS研究使用的利伐沙班2.5 mg，每天2次方案（剂量为房颤相关卒中预防所用日剂量的1/4）没有在具有卒中风险的患者中进行过任何临床研究。因此，无论房颤患者是否合并冠状动脉疾病，均要使用利伐沙班的房颤剂量方案（20 mg，每天1次），中度肾功能损害患者调整为利伐沙班15 mg，每天1次，以便发挥对于心源性卒中的保护作用。

97 应该如何看待COMPASS研究中小剂量利伐沙班＋阿司匹林联合治疗组出血事件增多这一现象？

COMPASS研究的安全性终点是修改的ISTH大出血。虽然小剂量利伐沙班＋阿司匹林联合治疗组的出血发生率高于阿司匹林单药组，但从总体上看，2组绝对出血率均较低，分别为3.1%和1.9%，且大多数出血事件是可控制和可纠正的。2组颅内出血和致死性出血的发生率均较低，差异无统计学意义。COMPASS研究的结果显示，小剂量利伐沙班＋阿司匹林联合治疗组具有更好的临床净获益。

98 外周动脉疾病患者使用利伐沙班的证据是什么？

（1）慢性外周动脉疾病：在COMPASS研究中，有7470例患者被确诊为外周动脉疾病。与阿司匹林单药相比，小剂量利伐沙班＋阿司匹林联合治疗能够使患者主要心脏不良事件（major adverse cardial events，MACE）的发生率减少28%，主要肢体不良事件（major adverse limb events，MALE）的发生率减少46%，重大截肢事件的发生率减少70%。小剂量利伐沙班＋阿司匹林联合治疗组的安全性结果与COMPASS研究的总体结果相一致。目前，小剂量利伐沙班＋阿司匹林联合治疗已在我国取得用于慢性外周动脉疾病的适应证。

（2）血供重建术后的外周动脉疾病：VOYAGER PAD研究纳入了6564例成功行下肢动脉血供重建术的症状性外周动脉疾病患者。与阿司匹林单药治疗相比，小剂量利伐沙班（2.5 mg，每天2次）＋阿司匹林（100 mg，每天1次）联合治疗能够使此类患者MACE/MALE的发生率减少15%，并显著减少急性肢体缺血的发生率33%和再次血供重建的发生率12%。在安全性方面，小剂量利伐沙班＋阿司匹林联合治疗未显著增加心肌梗死溶栓（thrombolysis in myocardial infarction，TIMI）大出血的风险，也未增加颅内出血或致死性出血的风险。此外，无论此类患者是否联用氯吡格雷，并不影响双通道治疗的获益；但若氯吡格雷的用药时长超过30天，则出血风险增高。VOYAGER PAD研究是在行血供重建术的外周动脉疾病患者中进行的首项随机对照研究，证实了小剂量利伐沙班联合阿司匹林的双通道抗栓获益。目前，该适应证已在美国和欧盟获批，在我国尚未获批。

99 对于心力衰竭患者，利伐沙班在抗凝方面有研究进展吗？

（1）COMMANDER HF研究：该研究的目的是评估口服利伐沙班与安慰剂在降低心力衰竭合并冠心病失代偿性心力衰竭发作后的有效性和安全性。该研究是一项随机、双盲、安慰剂对照、平行、多中心、事件驱动、优效性的Ⅲ期研究，纳入了5022例心力衰竭合并冠心病因失代偿性心力衰竭发作住院的患者，排除了急性心肌梗死患者。所有患者按1∶1的比例随机分配至利伐沙班（2.5 mg，每天2次）＋标准治疗组（简称利伐沙班组）或安慰剂＋标准治疗组（简称安慰剂组），中位随访时间为21.1个月。结果显示，利伐沙班组未降低由全因死亡、心肌梗死、卒中组成的复合终点的事件发生率；在安全性方面，利伐沙班组未增加致死性出血、致残的关键器官出血的风险，但增加了ISTH大出血的风险。

（2）COMPASS研究：该研究纳入了5902例合并美国纽约心脏病协会（New York Heart Disease Assocation，NYHA）分级Ⅰ/Ⅱ级的慢性心力衰竭患者，并排除了左心室射血分数＜30%、NYHA分级Ⅲ/Ⅳ级的严重心力衰竭患者。结果显示，小剂量利伐沙班（2.5 mg，每天2次）＋阿司匹林联合治疗组主要疗效终点（由心肌梗死、卒中或心血管死亡组成的复合终点）事件的发生率为5.5%，阿司匹林单药组为7.9%，绝对风险下降2.4%，即每治疗42例患者就有1例获益；在安全性方面，小剂量利伐沙班＋阿司匹林在慢性冠状动脉疾病合并心力衰竭的患者中不增加大出血、关键器官出血及颅内出血的风险。

上述2项研究结果的差异主要源于纳入的冠心病合并心力衰竭患者的类型及结局不同。COMPASS研究排除了左心室射血分数＜30%和NYHA分级Ⅲ/Ⅳ级的患者，但有动脉粥样硬化血栓高危因素；而COMMANDER HF研究纳入的是近期因失代偿性心力衰竭急性发作就医的心力衰竭患者，包括症状性心力衰竭出现≥3个月及随机前1年内左心室射血分数≤40%的患者，且以泵衰竭导致的死亡为主。这些结果提示，抗凝治疗对于不同冠心病合并心力衰竭患者的作用完全不同，近期因非缺血性失代偿心力衰竭急性发作就医的患者以泵衰竭为主，这种发生非动脉粥样硬化血栓事件的患者较难从抗凝治疗中获益。但利伐沙班在COMPASS研究的稳定性高危冠心病合并慢性心力衰竭患者中取得了疗效，说明其能降低动脉粥样硬化血栓事件的发生率，且具有血管保护作用。

100 在动脉血栓领域，利伐沙班还进行了哪些探索性研究？

在动脉血栓领域，利伐沙班取得结果的研究进展还包括AT-LAS TIMI 46研究、ATLAS TIMI 51研究及GEMINI系列研究等。以下介绍ATLAS ACS 2-TIMI 51研究和GEMINI-ACS-1研究。

（1）ATLAS ACS 2-TIMI 51研究：该研究纳入了15 526例急性冠脉综合征患者，结果显示，与标准抗血小板治疗（阿司匹林或阿司匹林＋氯吡格雷）相比，标准抗血小板治疗联合小剂量利伐沙班（2.5 mg，每天2次）可显著降低心血管死亡、心肌梗死及卒中的复合风险16%（$P = 0.02$），显著降低心血管死亡风险34%，显著降低全因死亡风险32%，增加非冠状动脉旁路移植术相关TIMI大出血的发生率1.8%，不增加致命性出血（包括致命性颅内出血）的风险。

（2）GEMINI-ACS-1研究：该研究纳入3037例急性冠脉综合征患者，结果显示，小剂量利伐沙班（2.5 mg，每天2次）＋P2Y12受体拮抗剂（氯吡格雷或替格瑞洛）与阿司匹林＋P2Y12受体拮抗剂（氯吡格雷或替格瑞洛）相比，小剂量利伐沙班＋P2Y12受体拮抗剂组非冠状动脉旁路移植术相关TIMI大出血的发生率与阿司匹林＋P2Y12受体拮抗剂组无显著差异（5% *vs.* 5%，*HR* 1.09，$P = 0.584$）。

参 考 文 献

[1] Renda G, de Caterina R. The new oral anticoagulants in atrial fibrillation:
once daily or twice daily? Vascular Pharmacology, 2013, 59 (3-4): 53-62.

[2] Perzborn E, Strassburger J, Wilmen A, et al. In vitro and in vivo studies
of the novel antithrombotic agent BAY 59-7939--an oral, direct factor X a
inhibitor. Journal of Thrombosis and Haemostasis, 2005, 3 (3): 514-521.

[3] Roehrig S, Straub A, Pohlmann J, et al. Discovery of the novel
antithrombotic agent 5-chloro-N-({(5S)-2-oxo-3-[4-(3-oxomorpholin-4-yl)
phenyl] -1, 3-oxazolidin-5-yl}methyl) thiophene- 2-carboxamide (BAY 59-
7939): an oral, direct factor X a inhibitor. Journal of Medicinal Chemistry,
2005, 48 (19): 5900-5908.

[4] Mann KG, Brummel K, Butenas S. What is all that thrombin for? Journal of
Thrombosis and Haemostasis, 2003, 1 (7): 1504-1514.

[5] Ansell J. Factor X a or thrombin: is factor X a a better target? Journal of
Thrombosis and Haemostasis, 2007, 5 (Suppl 1): 60-64.

[6] Kubitza D, Becka M, Wensing G, et al. Safety, pharmacodynamics, and
pharmacokinetics of BAY 59-7939--an oral, direct factor X a inhibitor--
after multiple dosing in healthy male subjects. European Journal of Clinical
Pharmacology, 2005, 61 (12): 873-880.

[7] Kubitza D, Becka M, Voith B, et al. Safety, pharmacodynamics, and
pharmacokinetics of single doses of BAY 59-7939, an oral, direct factor X a
inhibitor. Clinical Pharmacology and Therapeutics, 2005, 78 (4): 412-421.

[8] Kubitza D, Becka M, Roth A, et al. Dose-escalation study of the
pharmacokinetics and pharmacodynamics of rivaroxaban in healthy elderly
subjects. Current Medical Research and Opinion, 2008, 24 (10): 2757-
2765.

[9] Weinz C, Schwarz T, Voith B, et al. Metabolism and excretion of

rivaroxaban, an oral, direct factor Xa inhibitor, in rats, dogs, and humans. Drug Metabolism and Disposition: the Biological Fate of Chemicals, 2009, 37（5）: 1056-1064.

[10] Eriksson BI, Borris LC, Dahl DE, et al. Rivaroxaban versus enoxaparin for thromboprophylaxis after hip arthroplasty. The New England Journal of Medicine, 2008, 358（26）: 2765-2775.

[11] Kakkar AK, Brenner B, Dahl DE, et al. Extended duration rivaroxaban versus short-term enoxaparin for the prevention of venous thromboembolism after total hip arthroplasty: a double-blind, randomised controlled trial. Lancet, 2008, 372（9632）: 31-39.

[12] Lassen MR, Ageno W, Borris LC, et al. Rivaroxaban versus enoxaparin for thromboprophylaxis after total knee arthroplasty. The New England Journal of Medicine, 2008, 358（26）: 2776-2786.

[13] Investigators E, Bauersachs R, Berkowitz SD, et al. Oral rivaroxaban for symptomatic venous thromboembolism. The New England Journal of Medicine, 2010, 363（26）: 2499-2510.

[14] Investigators EP, Buller HR, Prins MH, et al. Oral rivaroxaban for the treatment of symptomatic pulmonary embolism. The New England Journal of Medicine, 2012, 366（14）: 1287-1297.

[15] Patel MR, Mahaffey KW, Garg J, et al. Rivaroxaban versus warfarin in nonvalvular atrial fibrillation. The New England Journal of Medicine, 2011, 365（10）: 883-891.

[16] Turpie AG, Lassen MR, Davidson BL, et al. Rivaroxaban versus enoxaparin for thromboprophylaxis after total knee arthroplasty（RECORD4）: a randomised trial. Lancet, 2009, 373（9676）: 1673-1680.

[17] 朱珠, 曹运莉, 孙钢, 等. 肝功能不全分级方法概述. 中国药师, 2012, 15（3）: 418-421.

[18] Turpie AG, Fisher WD, Bauer KA, et al. BAY 59-7939: an oral, direct factor Xa inhibitor for the prevention of venous thromboembolism in patients after total knee replacement. A phase II dose-ranging study. Journal of Thrombosis and Haemostasis, 2005, 3（11）: 2479-2486.

[19] Eriksson BI, Borris LC, Friedman RJ, et al. A once-daily, oral, direct factor

X a inhibitor, rivaroxaban (BAY 59-7939), for thromboprophylaxis after total hip replacement. Circulation, 2006, 114 (22): 2374-2381.

[20] Eriksson BI, Borris LC, Dahl OE, et al. Dose-escalation study of rivaroxaban (BAY 59-7939) --an oral, direct factor X a inhibitor--for the prevention of venous thromboembolism in patients undergoing total hip replacement. Thrombosis research, 2007, 120 (5): 685-693.

[21] Agnelli G, Gallus A, Goldhaber SZ, et al. Treatment of proximal deep-vein thrombosis with the oral direct factor X a inhibitor rivaroxaban (BAY 59-7939): the ODIXa-DVT (oral direct factor X a inhibitor BAY 59-7939 in patients with acute symptomatic deep-vein thrombosis) study. Circulation, 2007, 116 (2): 180-187.

[22] Buller HR, Lensing AW, Prins MH, et al. A dose-ranging study evaluating once-daily oral administration of the factor X a inhibitor rivaroxaban in the treatment of patients with acute symptomatic deep vein thrombosis: the Einstein-DVT dose-ranging study. Blood, 2008, 112 (6): 2242-2247.

[23] Mega JL, Braunwald E, Mohanavelu S, et al. Rivaroxaban versus placebo in patients with acute coronary syndromes (ATLAS ACS-TIMI 46): a randomised, double-blind, phase II trial. Lancet, 2009, 374 (9683): 29-38.

[24] Eikelboom JW, Connolly SJ, Bosch J, et al. Rivaroxaban with or without aspirin in stable cardiovascular disease. The New England Journal of Medicine, 2017, 377 (14): 1319-1330.

[25] Heidbuchel H, Verhamme P, Alings M, et al. European Heart Rhythm Association Practical Guide on the use of new oral anticoagulants in patients with non-valvular atrial fibrillation. Europace, 2013, 15 (5): 625-651.

[26] Heidbuchel H, Verhamme P, Alings M, et al. Updated European Heart Rhythm Association Practical Guide on the use of non-vitamin K antagonist anticoagulants in patients with non-valvular atrial fibrillation. Europace, 2015, 17 (10): 1467-1507.

[27] 利伐沙班临床应用中国专家组. 利伐沙班临床应用中国专家建议. 中华内科杂志, 2013, 52 (10): 897-902.

[28] Heidbuchel H, Verhamme P, Alings M, et al. Updated European Heart

Rhythm Association practical guide on the use of non-vitamin-K antagonist anticoagulants in patients with non-valvular atrial fibrillation: executive summary. European Heart Journal, 2017, 38（27）: 2137-2149.

[29] Van Blerk M, Bailleul E, Chatelain B, et al. Influence of dabigatran and rivaroxaban on routine coagulation assays. Anationwide Belgian survey. Thromb Haemost, 2015, 113（1）: 154-164.

[30] Samama MM, Contant G, Spiro TE, et al. Evaluation of the prothrombin time for measuring rivaroxaban plasma concentrations using calibrators and controls: results of a multicenter field trial. Clinical and Applied Thrombosis/ Hemostasis, 2012, 18（2）: 150-158.

[31] 门剑龙，翟振国，任静，等.利伐沙班治疗监测新进展.中华检验医学杂志, 2019, 42（8）: 710-716.

[32] Gosselin RC, Adcock DM, Bates SM, et al. International Council for Standardization in Haematology（ICSH）recommendations for laboratory measurement of direct oral anticoagulants.Thromb Haemost, 2018, 118（3）: 437-450.

[33] Legnani C, Cini M, Cosmi B, et al. Age and gender specific cut-off values to improve the performance of D-dimer assays to predict the risk of venous thromboembolism recurrence. Intern Emerg Med, 2013, 8（3）: 229-236.

[34]《中国血栓性疾病防治指南》专家委员会. 中国血栓性疾病防治指南. 中华医学杂志, 2018, 98（36）: 2861-2888.

[35] 中华医学会外科学分会血管外科学组.深静脉血栓形成的诊断和治疗指南（第三版）.中华普通外科杂志, 2017, 32（9）: 807-812.

[36] 冀艳艳，韩国华，朱澄云. 改善口服难溶性药物生物利用度的方法. 中国药剂学杂志（网络版）, 2012, 10（5）: 86-92.

[37] Steffel J, Collins R, Antz M, et al. 2021 European Heart Rhythm Association Practical Guide on the use of non-vitamin k antagonist oral anticoagulants in patients with atrial fibrillation. Europace, 2021, 23（10）: 1612-1676.

[38] Sajkov D, Gallus A. Accidental rivaroxaban overdose in a patient with pulmonary embolism: some lessons for managing new oral anticoagulants. Clinical medicine insights. Case Reports, 2015, 8: 57-59.

[39] Lehmann T, Hofer KE, Baumann M, et al. Massive human rivaroxaban

overdose. Thrombosis and Haemostasis, 2014, 112（4）: 834-836.

［40］ Sun Y, Hu DY, Stevens S, et al. Efficacy and safety of rivaroxaban versus warfarin in patients from mainland China with nonvalvular atrial fibrillation: a subgroup analysis from the ROCKET AF trial. Thromb Res, 2017, 156: 184-190.

［41］ Cheng WH, Chao TF, Lin YJ, et al. Low-dose rivaroxaban and risks of adverse events in patients with atrial fibrillation. Stroke, 2019, 50（9）: 2574-2577.

［42］ Lin YC, Chien SC, Hsieh YC, et al. Effectiveness and safety of standard- and low-dose rivaroxaban in Asians with atrial fibrillation. J Am Coll Cardiol, 2018, 72（5）: 477-485.

［43］ Lee SR, Choi EK, Han KD, et al. Optimal rivaroxaban dose in Asian patients with atrial fibrillation and normal or mildly impaired renal function. Stroke, 2019, 50（5）: 1140-1148.

［44］ Chan YH, Chao TF, Chen SW, et al. Off-label dosing of non-vitamin K antagonist oral anticoagulants and clinical outcomes in Asian patients with atrial fibrillation. Heart Rhythm, 2020, 17（12）: 2102-2110.

［45］ Bonaca MP, Bauersachs RM, Anand SS, et al. Rivaroxaban in peripheral artery disease after revascularization. N Engl J Med, 2020, 382（21）: 1994-2004.

［46］ Gibson CM, Mehran R, Bode C, et al. Prevention of bleeding in patients with atrial fibrillation undergoing PCI. N Engl J Med, 2016, 375（25）: 2423-2434.

［47］ Kubitza D, Becka M, Mueck W, et al. Safety, tolerability, pharmacodynamics, and pharmacokinetics of rivaroxaban--an oral, direct factor X a inhibitor--are not affected by aspirin. Journal of Clinical Pharmacology, 2006, 46（9）: 981-990.

［48］ Kubitza D, Becka M, Mück W, et al. Effect of co-administration of rivaroxaban and clopidogrel on bleeding time, pharmacodynamics and pharmacokinetics: a phase I study. Pharmaceuticals, 2012, 5（3）: 279-296.

［49］ 周宗科, 黄泽宇, 杨惠林, 等. 中国骨科手术加速康复围手术期氨甲环酸

与抗凝血药应用的专家共识. 中华骨与关节外科杂志, 2019, 12（2）: 81-88.

[50] Majeed A, Ågren A, Holmström M, et al. Management of rivaroxaban- or apixaban-associated major bleeding with prothrombin complex concentrates: a cohort study. Blood, 2017, 130: 1706-1712.

[51] Schulman S, Gross PL, Ritchie B, et al. Prothrombin complex concentrate for major bleeding on factor X a inhibitors: a prospective cohort study. Thromb Haemost, 2018, 118（5）: 842-851.

[52] Allison TA, Lin PJ, Gass JA, et al. Evaluation of the use of low-dose 4-factor prothrombin complex concentrate in the reversal of direct oral anticoagulants in bleeding patient. J Intensive Care Med, 2020, 35（9）: 903-908.

[53] Smith MN, Deloney L, Carter C, et al. Safety, efficacy, and cost of four-factor prothrombin complex concentrate（4F-PCC）in patients with factor X a inhibitor-related bleeding: a retrospective study. J Thromb Thrombolysis, 2019, 48（2）: 250-255.

[54] Marwan ST. Treatment of apixaban- and rivaroxaban-associated major bleeding using 4-factor prothrombin complex concentrate. Internal and Emergency Medicine, 2019, 14（2）: 265-269.

[55] Connolly SJ, Crowther M, Eikelboom JW, et al. Full study report of andexanet alfa for bleeding associated with factor X a inhibitors. N Engl J Med, 2019, 380（14）: 1326-1335.

[56] Eikelboom JW, Connolly SJ, Bosch J, et al. Bleeding and new cancer diagnosis in patients with atherosclerosis. Circulation, 2019, 140（18）: 1451-1459.

[57] Hindricks G, Potpara T, Dagres N, et al. 2020 ESC Guidelines for the diagnosis and management of atrial fibrillation developed in collaboration with the European Association for Cardio-Thoracic Surgery（EACTS）: the task force for the diagnosis and management of atrial fibrillation of the European Society of Cardiology（ESC）developed with the special contribution of the European Heart Rhythm Association（EHRA）of the ESC. Eur Heart J, 2021, 42（5）: 373-498.

[58] Piccini JP, Stevens SR, Chang Y, et al. Renal dysfunction as a predictor of

stroke and systemic embolism in patients with nonvalvular atrial fibrillation：validation of the R（2）CHADS（2）index in the ROCKET AF（rivaroxaban once-daily，oral，direct factor　Ⅹa inhibition compared with vitamin k antagonism for prevention of stroke and embolism trial in atrial fibrillation）and ATRIA（an ticoagulation and risk factors in atrial fibrillation）study cohorts. Circulation, 2013, 127（2）：224-232.

［59］《老年人心房颤动诊治中国专家建议》写作组. 老年人非瓣膜性心房颤动诊治中国专家建议（2016）. 中华老年医学杂志, 2016, 35（9）：915-928.

［60］Halperin JL, Hankey GJ, Wojdyla DM, et al. Efficacy and safety of rivaroxaban compared with warfarin among elderly patients with nonvalvular atrial fibrillation in the rivaroxaban once daily，oral，direct factor Ⅹa inhibition compared with vitamin k antagonism for prevention of stroke and embolism trial in atrial fibrillation（ROCKET AF）. Circulation, 2014, 130（2）：138-146.

［61］Garcia D, Alexander JH, Wallentin L, et al. Management and clinical outcomes in patients treated with apixaban vs warfarin undergoing procedures. Blood, 2014, 124：3692-3698.

［62］Sherwood MW, Douketis JD, Patel MR, et al. Outcomes of temporary interruption of rivaroxaban compared with warfarin in patients with nonvalvular atrial fibrillation：results from the rivaroxaban once daily，oral，direct factor Ⅹa inhibition compared with vitamin K antagonism for prevention of stroke and embolism trial in atrial fibrillation（ROCKET AF）. Circulation, 2014, 129：1850-1859.

［63］Beyer-Westendorf J, Gelbricht V, Forster K, et al. Peri-interventional management of novel oral anticoagulants in daily care：results from the prospective Dresden NOAC registry. Eur Heart J, 2014, 35：1888-1896.

［64］Douketis JD, Spyropoulos AC, Kaatz S, et al. Perioperative bridging anticoagulation in patients withatrial fibrillation. N Engl J Med, 2015, 373：823-833.

［65］Linkins LA, Warkentin TE, Pai M, et al. Rivaroxaban for treatment of suspected or confirmed heparin-induced thrombocytopenia study. J Thromb Haemost, 2016, 14（6）：1206-1210.

［66］Ng HJ, Than H, Teo EC. First experiences with the use of rivaroxaban in the treatment of heparin-induced thrombocytopenia. Thromb Res, 2015, 135: 205-207.

［67］Hantson P, Lambert C, Hermans C. Rivaroxaban for arterial thrombosis related to heparin-induced thrombocytopenia. Blood Coagul Fibrinolysis, 2015, 26: 205-206.

［68］Sartori M, Favaretto E, Cini M, et al. Rivaroxaban in the treatment of heparin-induced thrombocytopenia. J Thromb Thrombolysis, 2015, 40: 392-394.

［69］Abouchakra L, Khabbaz Z, Abouassi S, et al. Rivaroxaban for treatment of heparin-induced thrombocytopenia after cardiac surgery: a case report. J Thorac Cardiovasc Surg, 2015, 150: e19-e20.

［70］Tardy-Poncet B, Piot M, Montmartin A, et al. Delayed-onset heparin-induced thrombocytopenia without thrombosis in a patient receiving postoperative thromboprophylaxis with rivaroxaban. Thromb Haemost, 2015, 114: 652-654.

［71］中国医师协会心血管内科医师分会血栓防治专业委员会,《中华医学杂志》编辑委员会. 肝素诱导的血小板减少症中国专家共识（2017）. 中华医学杂志, 2018, 98（6）: 408-417.

［72］Samama CM, Laporte S, Rosencher N, et al. Rivaroxaban or enoxaparin in nonmajor orthopedic surgery. N Engl J Med, 2020, 382（20）: 1916-1925.

［73］Monzon DG, Iserson KV, Cid A, et al. Oral thromboprophylaxis in pelvic trauma: a standardized protocol. J Emerg Med, 2012, 43（4）: 612-617.

［74］唐佩福, 马宝通, 曾炳芳, 等. 利伐沙班预防下肢创伤患者术后静脉血栓栓塞的多中心研究. 中华创伤骨科杂志, 2012, 14（9）: 737-740.

［75］Long A, Zhang L, Zhang Y, et al. Efficacy and safety of rivaroxaban versus low-molecular-weight heparin therapy in patients with lower limb fractures. J Thromb Thrombolysis, 2014, 38（3）: 299-305.

［76］翟志海, 杨明, 张绥绥, 等. 利伐沙班与依诺肝素在合并糖尿病老年股骨粗隆间骨折患者术后预防深静脉血栓形成的疗效比较. 临床合理用药杂志, 2012, 5（10）: 57.

［77］中华医学会外科学分会血管外科学组. 利伐沙班临床应用中国专家建

议——深静脉血栓形成治疗分册.中国血管外科杂志，2013，5（4）：209-213.

［78］Kearon C，Akl EA，Ornelas J，et al. Antithrombotic therapy for VTE disease：CHEST guideline and expert panel report. Chest，2016，149（2）：315-352.

［79］中华医学会呼吸病分会肺栓塞与肺血管病学组.肺血栓栓塞症诊治与预防指南.中华医学杂志，2018，98（14）：1060-1087.

［80］Cappato R，Ezekowitz MD，Klein AL，et al. Rivaroxaban vs vitamin K antagonists for cardioversion in atrial fibrillation. European Heart Journal，2014，35（47）：3346-3355.

［81］葛均波，徐永健，王辰.内科学.9版.北京：人民卫生出版社，2018.

［82］Fazili M，Stevens SM，Woller SC. Direct oral anticoagulants in antiphospholipid syndrome with venous thromboembolism：impact of the European Medicines Agency guidance. Res Pract Thromb Haemost，2019，4（1）：9-12.

［83］Cohen H，Hunt BJ，Efthymiou M，et al. Rivaroxaban versus warfarin to treat patients with thrombotic antiphospholipid syndrome，with or without systemic lupus erythematosus（RAPS）：a randomised，controlled，open-label，phase 2/3，non-inferiority trial. The Lancet Haematology，2016，3（9）：e426-e436.

［84］Pengo V，Denas G，Zoppellaro G，et al. Rivaroxaban vs warfarin in high-risk patients with antiphospholipid syndrome. Blood，2018，132（13）：1365-1371.

［85］Ordi-Ros J，Saez-Comet L，Perez-Conesa M，et al. Rivaroxaban versus vitamin K antagonist in antiphospholipid syndrome：a randomized noninferiority trial. Ann Intern Med，2019，171（10）：685-694.

［86］Robinson AA，Trankle CR，Eubanks G，et al. Off-label use of direct oral anticoagulants compared with warfarin for left ventricular thrombi. JAMA Cardiol，2020，5：685-692.

［87］Kajy M，Shokr M，Ramappa P. Use of direct oral anticoagulants in the treatment of left ventricular thrombus：systematic review of current literature. Am J Ther，2020，27：e584-e590.

［88］Ali Z，Isom N，Dalia T，et al. Direct oral anticoagulant use in left ventricular thrombus. Thromb J, 2020, 18：29.

[89] Dalia T, Lahan S, Ranka S, et al. Warfarin versus direct oral anticoagulants for treating left ventricular thrombus：a systematic review and meta-analysis. Thromb J, 2021, 19（1）：7.

[90] Glikson M, Wolff R, Hindricks G, et al. EHRA/EAPCI expert consensus statement on catheter-based left atrial appendage occlusion - an update. Euro Intervention, 2020, 15（13）：1133-1180.

[91] 中华医学会心血管病分会.中国左心耳封堵预防心房颤动卒中专家共识（2019）.中华心血管病杂志, 2019, 47（12）：937-955.

[92] Cohen AT, Spiro TE, Büller HR, et al. Rivaroxaban for thromboprophylaxis in acutely ill medical patients. N Engl J Med, 2013, 368（6）：513-523.

[93] Spyropoulos AC, Ageno W, Albers GW, et al. Rivaroxaban for thromboprophylaxis after hospitalization for medical illness. N Engl J Med, 2018, 379（12）：1118-1127.

[94] Weitz JI, Lensing AWA, Prins MH, et al. Rivaroxaban or aspirin for extended treatment of venous thromboembolism. N Engl J Med, 2017, 376（13）：1211-1222.

[95] Male C, Lensing AWA, Palumbo JS, et al. Rivaroxaban compared with standard anticoagulants for the treatment of acute venous thromboembolism in children：a randomised, controlled, phase 3 trial. Lancet Haematol, 2020, 7（1）：e18-e27.

[96] Young AM, Marshall A, Thirlwall J, et al. Comparison of an oral factor X a inhibitor with low molecular weight heparin in patients with cancer with venous thromboembolism：results of a randomized trial（SELECT-D）. J Clin Oncol, 2018, 36（20）：2017-2023.

[97] Khorana AA, Soff GA, Kakkar AK, et al. Rivaroxaban for thromboprophylaxis in high-risk ambulatory patients with cancer. N Engl J Med, 2019, 380（8）：720-728.

[98] Ageno W, Mantovani LG, Haas S, et al. Patient management strategies and long-term outcomes in isolated distal deep-vein thrombosis versus proximal deep-vein thrombosis：findings from XALIA. Th Open, 2019, 3（1）：e85-e93.

［99］ Prins MH, Lensing AW, Bauersachs R, et al. Oral rivaroxaban versus standard therapy for the treatment of symptomatic venous thromboembolism: a pooled analysis of the EINSTEIN-DVT and PE randomized studies. Thromb J, 2013, 11（1）: 21.

［100］ Lip GY, Hammerstingl C, Marin F, et al. Left atrial thrombus resolution in atrial fibrillation or flutter: results of a prospective study with rivaroxaban（X-TRA）and a retrospective observational registry providing baseline data（CLOT-AF）. Am Heart J, 2016, 178: 126-134.

［101］ Dangas GD, Tijssen JGP, Wöhrle J, et al. A controlled trial of rivaroxaban after transcatheter aortic-valve replacement. N Engl J Med, 2020, 382（2）: 120-129.

［102］ NIH. Investigation of rheumatic af treatment using vitamin k antagonists, rivaroxaban or aspirin studies, non-inferiority（INVICTUS-VKA）.［2022-01-08］. https: //clinicaltrials.gov/ct2/show/NCT02832544.

［103］ Guimarães HP, Lopes RD, de Barros E, et al. Rivaroxaban in patients with atrial fibrillation and a bioprosthetic mitral valve. N Engl J Med, 2020, 383（22）: 2117-2126.

［104］ Kasner SE, Swaminathan B, Lavados P, et al. Rivaroxaban or aspirin for patent foramen ovale and embolic stroke of undetermined source: aprespecif iedsubgroupanalysisfrom the NAVIGATE ESUS trial. Lancet Neurol, 2018, 17（12）: 1053-1060.

［105］ Anand SS, Caron F, Eikelboom JW, et al. Major adverse limb events and mortality in patients with peripheral artery disease: the COMPASS trial. J Am Coll Cardiol, 2018, 71（20）: 2306-2315.

［106］ Zannad F, Anker SD, Byra WM, et al. Rivaroxaban in patients with heart failure, sinus rhythm, and coronary disease. N Engl J Med, 2018,379（14）: 1332-1342.

［107］ Branch KR, Probstfield JL, Eikelboom JW, et al. Rivaroxaban with or without aspirin in patients with heart failure and chronic coronary or peripheral artery disease. Circulation, 2019, 140: 529-537.

［108］ Mega JL, Braunwald E, Wiviott SD, et al. Rivaroxaban in patients with a recent acute coronary syndrome. N Engl J Med, 2012, 366（1）: 9-19.

[109] Ohman EM, Roe MT, Steg PG, et al. Clinically significant bleeding with low-dose rivaroxaban versus aspirin, in addition to P2Y12 inhibition, in acute coronary syndromes（GEMINI-ACS-1）: a double-blind, multicentre, randomised trial. Lancet, 2017, 389（10081）: 1799-1808.